WOLFGANG GUTH
WOLFGANG PAPE

ALS DIE SOZIALPSYCHIATRIE IN RHEINLAND-PFALZ ANKAM

Erinnerungen eines
beteiligten Klinikleiters

Roswitha-Beck-Stiftung

FÜR GEMEINDENAHE PSYCHIATRIE

Die Veröffentlichung wurde gefördert
durch die Roswitha-Beck-Stiftung

Impressum:

Autoren:

Wolfgang Guth

Wolfgang Pape

Fotos:

Wolfgang Pape (Seite 11 und Buchumschlag Rückseite)

Karl Zollitsch, Fotograf in Alzey, Fotos aus dem Archiv
der Rheinhessen Fachklinik Alzey (Seiten 45, 55, 59)

Manfred Ihrig (Seiten 34/35, 82/83)

Verein für Integration und Teilhabe am Leben e.V. (Seiten 108/109)

©Verlag:
Verlag Matthias Ess
Bleichstraße 25
55543 Bad Kreuznach

1. Auflage November 2023
ISBN 978-3-945676-83-7

Aus Gründen der besseren Lesbarkeit wird
auf die Verwendung geschlechtsbezogener
Sprachformen verzichtet. Sämtliche Personen-
bezeichnungen gelten gleichwohl für alle
Geschlechter.

„QUI VIT SANS FOLIE N'EST PAS SI SAGE QU'IL CROIT."

WER OHNE TORHEIT LEBT, IST NICHT SO WEISE, WIE ER GLAUBT.

François de La Rochefoucauld

INHALT

GRUSSWORT

Liebe Leserinnen und Leser,

dass dieses Buch geschrieben wurde und dass seine Veröffentlichung durch die Roswitha-Beck-Stiftung gefördert werden konnte, dafür bin ich sehr dankbar. Ich danke den beiden Autoren und auch dem Verlag sehr herzlich dafür.

„Als die Sozialpsychiatrie in Rheinland-Pfalz ankam" klingt wie der Beginn einer Erzählung. Es ist eine gute und spannende Erzählung regionaler Sozialgeschichte, die die sehr notwendigen Veränderungen der psychiatrischen Kliniken beschreibt. Die Psychiatrie-Enquete von 1975 blieb in Rheinland-Pfalz zu lange unbeachtet, obwohl die Fachleute die Reform immer wieder forderten. Wir hatten mit Sicherheit das Glück, dass durch Tatkraft und Dynamik eines einzelnen Akteurs die Entwicklung so wirksam angestoßen wurde, dass es bald undenkbar war, sie nicht weiterzuführen.

Ich kann mich erinnern, dass meine Eindrücke von der Psychiatrie wie wahrscheinlich vieler Bürgerinnen und Bürger dadurch geprägt waren, was in diesem Buch von der Psychiatrie in den früheren Jahren berichtet wird. Die Trennung von der normalen Welt war ein Kennzeichen. Auch wenn das Angebot fachlich und fürsorglich sein wollte, es war nicht die richtige Antwort auf die Situation der Menschen, die dort Patientinnen und Patienten sein mussten. Aus meiner direkten Nachbarschaft zu einer psychiatrischen Klinik und aus der gelegentlichen Tätigkeit in einem Angebot für die Patientinnen und Patienten habe ich immer den Eindruck mitgenommen, dass großer Handlungsbedarf bestand. Der Handlungsdruck ist durch die Sozialpsychiatrie aufgenommen worden. Ein Glück, dass sie dann Mitte der 1980er Jahre in Rheinland-Pfalz ankam, obwohl sie von der Politik zuerst nicht direkt gewollt war.

Wichtige Reformen sind oft von einzelnen starken Akteuren abhängig. Akteure, die nicht danach fragen, was gewünscht oder erlaubt ist. Dr. Wolfgang Guth als ärztlicher Direktor der Psychiatrischen Fachklinik in Alzey war so ein ungeduldiger und heftiger Reformer. Wir verdanken ihm die Impulse zu einer starken Veränderung der Klinik in Alzey, wie für alle Kliniken und Angebote der psychiatrischen Versorgung in Rheinland-Pfalz. In der Politik wurde dies erst wirksam, nachdem ein Wechsel der Landesregierung stattgefunden hat. Die sozialpsychiatrische Reform ist nicht allein die Wirkung der neuen Koalitionsregierung von SPD und FDP von 1991. Es war der Erfolg der hartnäckig vertretenen und klug angelegten Veränderungen durch einen „beteiligten Klinikleiter", wie es der Untertitel des Buches nennt.

Trotzdem: Wir haben gemeinsam noch viel zu tun! Von der Inklusion psychisch kranker Menschen, also davon, dass psychisch Kranke vollständig und gleichberechtigt an allen gesellschaftlichen Lebenssituationen teilhaben und sie mitgestalten können, sind wir immer noch weit entfernt. „Es ist Zeit für einen neuen Aufbruch" stellten wir zusammen mit der Friedrich-Ebert-Stiftung in einer

Tagung fest. Die abschließenden Bemerkungen der international besetzten UN-Kommission 2023 zur Umsetzung der Behindertenrechts-Konvention bestätigen den Handlungsbedarf. Da gibt es eine sehr lange Liste der Forderungen in der Staatenprüfung. Große Institutionen verändern durch Entinstitutionalisierung heißt noch immer der umfassende Auftrag im Sinne von „ambulant vor stationär".

Wir brauchen neue Impulse für einzelne Aufgaben der Gemeindenahen Psychiatrie, was Wohnen oder die Vermittlung in Beschäftigung betrifft. Es gibt zu viele Barrieren, denen sich psychisch Kranke noch gegenübersehen.

Den Wunsch nach Normalisierung des Lebens psychisch Kranker unterstützt die Roswitha-Beck-Stiftung für Gemeindenahe Psychiatrie ausdrücklich. Dieses Buch wird dazu beitragen, dass die Bürgerinnen und Bürger Verständnis gewinnen für die notwendigen Schritte im Sinne der Sozialpsychiatrie. Sie ist in Rheinland-Pfalz angekommen und jetzt gemeinsame Aufgabe. Wir sind auf dem richtigen Weg, wenn wir darüber reden und in diesem sehr interessanten Buch lesen, was Sozialpsychiatrie erreichen will. Wir brauchen sie.

Ich wünsche den Autoren und dem Verlag viele Leserinnen und Leser.

Roswitha Beck

Roswitha Beck
Vorsitzende des Stiftungsrats

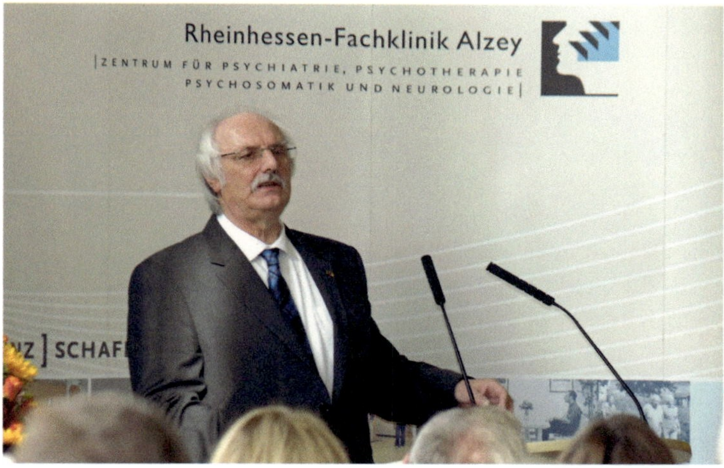

EINE EINLEITUNG

von Wolfgang Guth

Die letzten Jahrzehnte des vorherigen und die ersten dieses Jahrhunderts gelten in der Psychiatrie als die bewegensten für Deutschland und vor allen Dingen für Rheinland-Pfalz. Ich hatte das Glück, in dieser Zeit an leitender und durchaus inhaltlich einflussreicher Stelle arbeiten zu können. Auf eine Annonce des Ministeriums für Soziales in Rheinland-Pfalz hin hatte ich mich im Jahr 1983 auf die Stelle des Ärztlichen Direktors beworben – nicht ganz ernst gemeint. Zu meinem großen Erstaunen und zu meiner Überraschung wurde ich dann ausgewählt und auf die Stelle berufen, die ich dann im Januar 1984 mit gerade einmal 35 Jahren antrat. Man sagte mir damals, ich sei der jüngste Ärztliche Direktor Deutschlands gewesen. Ich habe das nie nachgeprüft.

Das vor Ihnen liegende Buch beschreibt diese Zeit mit all ihren Erfolgen für die chronischen Kranken, aber auch mit all den Problemen, die diese Änderungen der Situation mit sich brachte. Den theoretischen Unterbau lieferte die Psychiatrie-Enquete der 1970er Jahre sowie die Empfehlung der Expertenkommission Ende der 1980er Jahre. Es ist für mich wichtig, nachzuweisen, dass diese Dinge, die wir hier in Gang gesetzt haben, nicht nur Ideen auf dem Papier waren, sondern dass sie auch umgesetzt wurden.

Nach meiner Pensionierung als Ärztlicher Direktor der Klinik, wurde mir von verschiedenen Seiten nahegelegt, doch alle diese im Grunde sehr fundamentalen Veränderungen in einem Buch zu beschreiben. Je mehr ich mich mit dieser Idee befasste, desto sinnvoller erschien es mir. Deshalb kam ich zu dem Entschluss, genau dies zu tun, wobei mir von Beginn an klar war, dass ich das nicht alleine machen konnte, sondern jemand brauchte, der das, was ich aus dem Gedächtnis heraus darstellen konnte, in eine strukturierte und lesbare Form bringen musste. Das heißt, ich benötigte einen professionellen Journalisten. Nachdem ich mich umgesehen und mir verschiedenes überlegt hatte, kam ich auf die Idee, Wolfgang Pape, den ich kennengelernt hatte in seiner Funktion als freiberufliche Unterstützung für die Öffentlichkeitsarbeit des Landeskrankenhauses, des Trägers der Rheinhessen-Fachklinik, zu bitten, das zu übernehmen. Ich hatte ihn als sehr kompetent und an der Psychiatrie sehr interessiert empfunden. Die Arbeit mit ihm gestaltete sich sehr positiv. Alles, was ich damals darstellte und was manchmal etwas hilflos klang, konnte er in eine richtige Form bringen. Und er drückte genau das aus, was ich mir vorgestellt habe.

Er hat das, was ich aus der Erinnerung heraus beschrieben habe, was durchaus manchmal für Laien schwer verständlich war, sehr schnell verinnerlicht, genau so verfasst, wie ich es mir vorstellte. Einen besseren Co-Autor hätte ich mir nicht wünschen können. Deshalb gilt mein Dank diesem wirklich kompetenten und der Sache zugewandten Co-Autor Wolfgang Pape.

Bei der Lektüre des vorliegenden Buches können Sie feststellen, dass zur Umsetzung des Prinzips mindestens ein Arbeitsleben eines Psychiaters notwendig war, auch da hier eine völlig andere Philosophie zum Tragen kam, weg von der Verwahrpsychiatrie zur re-integrativen Psychiatrie mit der Maßgabe möglichst nahe an das normale Leben heranzukommen und zweitens weg von der stationären Behandlung und der stationären Verwahrung hin zur ambulanten Therapie.

VERÄNDERUNGEN SIND NICHT SELBSTVERSTÄNDLICH

von Wolfgang Pape

Ich lernte Dr. Wolfgang Guth natürlich in der Rheinhessen-Fachklinik kennen. Als freier Journalist arbeitete ich auftragsgebunden für das Landeskrankenhaus, der Trägergesellschaft der Alzeyer Klinik.

Ein Ärztlicher Direktor, so kommt es einem manchmal vor, schwebt herein, alle drehen sich um, als würde ein Lufthauch beim Hereinschweben sie daran erinnern, dass der Chef vor Ort ist. Er hat immer wenig Zeit, scheint alles zu wissen, alle zu kennen, auch wenn er es nicht zeigt (das wäre wahrscheinlich auch nicht anders umsetzbar). Und wenn der Ärztliche Direktor da ist, kann es losgehen, weil alle nur auf ihn gewartet haben. Sollten Sie diese Vorstellung haben, verabschieden Sie sich davon! Es sind Menschen, die schlicht im Dauerstress sind und dabei immer noch die Zeit aufbringen wollen, anderen Menschen zu helfen – dafür haben sie schließlich lange studiert.

Wolfgang Guth ging in den Ruhestand, blieb aber weiter der Klinik eng verbunden, die er über viele Jahre mit viel Herzblut und sehr großem Engagement so veränderte, wie wir das moderne Behandlungszentrum heute kennen.

Dass wir beide gemeinsam an der Verschriftlichung seiner Erlebnisse arbeiten werden, daran hätte ich natürlich nie gedacht. Eines Tages kam der Anruf von ihm: Ob ich mit ihm gemeinsam daran arbeiten wolle.

So lernte ich diese respekteinflößende Persönlichkeit näher kennen. Er ist ein Mensch, ein richtig netter sogar und mit großem Humor ausgestattet. Eigentlich sollte das als Beschreibung genügen. Denn diese blödsinnigen ersten Eindrücke von Ärztlichen Direktoren, die ich oben beschrieb, stimmen natürlich überhaupt nicht.

Hat man die Gelegenheit, Wolfgang Guth näher kennenlernen zu dürfen, ergibt sich ein Bild eines Menschen, der anderen helfen will, der die Stigmatisierung psychisch und geistig behinderter Menschen kennt und ein langes Berufsleben lang und darüber hinaus dafür kämpft, dass die Schutzbedürftigen einen Platz in unserer Gesellschaft finden. Laut Bundesgesundheitsministerium leidet nahezu jeder dritte Mensch in seinem Leben an einer psychischen Erkrankung. Wer heute also Betroffene ausstößt, kann eines Tages selbst von Ressentiments betroffen sein. Auch wenn manche Betroffene vielleicht nicht in das Raster passen mögen, das wir selbst anlegen: Dr. Guth sagte mir einmal, „das muss eine Gesellschaft aushalten".

Seine Erinnerungen zeugen davon, dass die heutigen Lebens- und Arbeitsbedingungen in der Psychiatrie keineswegs selbstverständlich sind. Es sind Leute wie er, die mit großer Fachlichkeit und mit Empathie die großen Herausforderungen annahmen, einiges zu verändern, von dem so viele andere profitieren.

1

1

WOLFGANG GUTH – EINE KLEINE VORGESCHICHTE

„Eigentlich wollte ich gar kein Arzt werden“

„Qui vit sans folie nèst pas si sage qu`il croit “ (Wer ohne Torheit lebt, ist nicht so weise wie er denkt). Von diesem später zu meiner Devise gewordenen Sprichwort von La Rochefoucault war ich zum Zeitpunkt meines Abiturs weit entfernt. Da wir ein Kurzschuljahr hatten, machte ich mit 17 Jahren Abitur. Vor dem Schulabschluss hatte ich mich intensiv mit Flugzeugtechnik beschäftigt. Ein von mir sehr verehrter Onkel war Ingenieur in einem der größten Flugzeugwerke Deutschlands und unterstützte meinen Wissensdrang. Kurzum: Ich wollte eigentlich Flugzeugingenieur werden.

Da mir nichts anderes einfiel, bewarb ich mich nach dem Abitur an der Technischen Hochschule Karlsruhe, was mir aufgrund eines akzeptablen Schulabschlusses auch gelang. So startete ich an der Hochschule – das erste Mal außer Haus, das erste mal frei, das Leben genießend.

Zuvor hatte ich Flugzeuge entworfen, „Nur-Flügler“, die ihrer Zeit weit voraus waren, aber wahrscheinlich nie im Leben geflogen wären. Jetzt bekam ich es an der Technischen Hochschule mit der Realität des Maschinenbaus zu tun. Und das war alles andere als romantisch!

Ich bemerkte sehr schnell, dass von meiner romantischen Schwärmerei nichts übrig blieb, dass ich gefangen war in einem Konzept mit mathematischen Formeln und dem Abzeichnen von Ventilen. Kurz gesagt: All das war nichts für mich. Also genoss ich das Leben und wurde nach einem Semester gemustert und zur Bundeswehr eingezogen. Damit war das Kapitel Ingenieur zunächst erledigt und ich hatte Zeit, zu überlegen, was ich eigentlich machen wollte. Auf keinen Fall Medizin!

„Und so war mein Maschinenbaustudium auch schon wieder beendet"

Ich hatte in diesem Semester einen Kommilitonen und guten Freund kennengelernt, der auf meiner Ebene war. Wir teilten uns die Arbeit im Studium auf, um genügend Zeit zu haben, das Leben zu genießen. So ging es in die Abschlussklausur. Dabei kam heraus, dass wir den selben Fehler machten, der nur dadurch zustande gekommen sein konnte, dass wir voneinander abgeschrieben hatten. Man bestellte uns ein. Da ich zur der Zeit bereits meine Einberufung zur Bundeswehr hatte, war mir das ziemlich egal. Mein Freund hatte etwas mehr Druck, Ingenieur zu werden. Ich ging, er blieb und so war mein Maschinenbaustudium auch schon wieder beendet.

Die Bundeswehr war die letzte Zeit in meinem Leben, in der ich ausschließlich für mich selbst verantwortlich war – eine Verantwortung, die dadurch relativ leicht zu tragen war. Ich lernte bei der Bundeswehr zu marschieren, Gewehre auseinander- und zusammenzubauen. Ich lernte, mit Gasmaske durch die Gegend zu rennen, den Wald zu durchforsten und alle möglichen wichtigen Dinge zu tun, wie zum Beispiel Knöpfe anzunähen.

Ich fand Freunde, andere Wehrpflichtige. Wir waren zwar formal die Verteidiger der Bundesrepublik, was uns allerdings nicht sehr bewegte, da in der damaligen Zeit ein Ernstfall für uns undenkbar war. Ganz zum Schluss erlebten wir die Umbrüche in der damaligen Tschechoslowakei mit Ausgangsverboten, zusätzlichen Übungen und der Androhung, dass sich unsere Bundeswehrzeit verlängern könnte.

Chirurg werden? Undenkbar!

Die Krise in der Tschechoslowakei ging vorüber und ich wurde termingerecht von der Bundeswehr entlassen. Ich hatte genug Zeit gehabt, zu überlegen, was ich denn tun wollte. Im Freundeskreis entschieden wir uns für das Medizinstudium, wobei für mich die Aussicht, was man anschließend tun konnte, sehr breit war – man konnte Chirurg werden (für mich undenkbar) oder man konnte Redakteur einer medizinischen Zeitung werden (für mich eher schon denkbar).

Ich hatte also keinerlei Berufung zu irgend einem Arzt-Sein, sondern begann das alles mit einem ziemlichen Abstand. Im ersten Semester hätte ich es beinahe aufgegeben, denn wir mussten in der Pathologie an echten Toten herumschneiden. Ich hatte das für ausgesprochen unmöglich gehalten, war dann aber auch derjenige, den man dafür ausgesucht hatte, die Leiche aus dem Formalin-Trog herauszunehmen. Derjenige, der sich ganz nach hinten stellt und teilnahmslos in der Gegend herumguckt, den nimmt man. So geschah es mir – an diesem Abend hätte ich fast das Medizinstudium aufgegeben.

Es klingt makaber, aber mit der Zeit gewöhnt man sich daran, an Leichen zu schneiden und vergisst, daran zu denken, was die Menschen wohl zu ihren Lebzeiten gemacht haben. Auf diese Weise brachte ich dann auch den Pathologiekurs hinter mich.

Deshalb beschloss ich, Psychiater zu werden

In dieser Zeit befasste ich mich erstmals mit psychotherapeutischen Gedanken. Die Überlegung, das ich nach einer Ausbildung durch ein sehr positives Menschenbild, durch ein sehr positives Weltbild insgesamt und aufgrund meiner Überzeugungskraft jemandem helfen könnte, sodass es ihm besser geht, fand ich eigentlich sehr gut. Verstärkt wurde das durch verschiedene Seminare. Was mir besonders in Erinnerung blieb, war eines beim damaligen Lehrstuhlinhaber für Medizinische Psychologie der Universität Homburg, der später auch mein Doktorvater wurde, dessen Seminar mir ausgesprochen gut gefiel – auch wenn mir in einer praktischen Übung der Lapsus unterlief, einen armamputierten Akkordeonspieler zu fragen, ob er weiter Akkordeon spiele.

In dieser Zeit lernte ich auch meinen späteren Mentor Prof. Dr. Wolfgang Werner kennen, damals Leitender Oberarzt an der Psychiatrie der Universitätsklinik Homburg. Seine kompetente und menschliche Art hat mich sehr beeindruckt. Ich fand das berufliche Vorbild für mich. Deshalb beschloss ich, Psychiater zu werden.

Die ersten Begegnungen mit Wolfgang Werner hatten nichts mit Psychiatrie zu tun. Wir waren als Medizinstudenten eine recht feierfreudige Clique. Unsere Festivitäten fanden meist in einer Wohnung statt – im selben Haus wohnte Herr Werner mit seiner Familie. Wenn es laut wurde, hatte er mit einer sehr großen Toleranz uns Studenten gegenüber stets sehr leise darauf hingewiesen, vielleicht etwas ruhiger zu sein. Das hat mich damals – unabhängig von seinem psychiatrischen Wirken – schon sehr beeindruckt. Deshalb ging ich als Student später mit einer Famulatur zu ihm; er war damals Stationsarzt der Kinder- und Jugendpsychiatrie. Die Erlebnisse in der Kinder- und Jugendpsychiatrie, die der Universitätsklinik angeschlossen war, waren so, dass ich für mich diese Fachrichtung ausschloss, da ich Kindern eigentlich immer wie ausgeliefert war und sie mit mir machen konnten, was sie wollten.

Später habe ich ihn dann als Psychiater kennengelernt, als Leitender Oberarzt. Das hat mich dahin gebracht, Psychiater zu werden.

Für die Promotion in der Drogenszene unterwegs

Zuvor hatte ich noch mit einem Kommilitonen zusammen meine Promotionsarbeit absolviert. Es handelte sich um eine Arbeit mit dem Titel „Empirische Untersuchung zur Drogenabhängigkeit Jugendlicher“. Das war damit verbunden, dass wir uns sehr eng in der Szene befanden. Wir waren nur unwesentlich älter als die von uns Untersuchten und bekamen sehr rasch Kontakt zu ihnen. Allerdings legten wir von Beginn an fest, dass wir keine Drogen nehmen würden, was durchaus akzeptiert wurde. Da wir relativ rasch Kontakt fanden, erhielten wir authentische Einblicke in die Denkweise, in die Gefühlsweise der jugendlichen Drogenabhängigen.

Ich möchte auf diese Arbeit nicht näher eingehen, lediglich mit zwei Erkenntnissen: Es hat sich damals gezeigt und das gilt auch heute, dass Cannabis die Einstiegsdroge für härtere Drogen ist. Zweitens ist es ein fürchterliches Schicksal, wenn Nutzer auf der Droge bleiben beziehungsweise eine Psychose entwickeln. Als Konsequenz bin ich deswegen auch heute äußerst skeptisch, wenn aus politischen Gründen der Cannabis-Zugang frei gestaltet wird. Damit will ich aber dieses Thema nicht weiter erörtern.

Blutende Bergleute im Saarland behandelt

Meine Pflichtzeit in der Chirurgie und in der Inneren absolvierte ich an einem saarländischen Knappschaftskrankenhaus. Es war für mich immer äußerst beeindruckend, wenn die Bergleute mit blutenden Wunden und ansonsten kohlrabenschwarz ins Krankenhaus kamen und von mir als diensthabendem Arzt versorgt werden mussten, wobei mir die routinierten Pflegekräfte zur Seite standen, ohne die ich ziemlich hilflos gewesen wäre.

Das Knappschaftskrankenhaus wurde nach meiner Zeit geschlossen, was allerdings nicht mit mir zu tun hatte, sondern mit der zunehmenden Zechenschließung im saarländischen Bergbau.

Stationsarzt in der Akutpsychiatrie

Ich bewarb mich bei Herrn Professor Werner als Assistenzsarzt in der Psychiatrie der Universitätsklinik Homburg, wurde tatsächlich angenommen und fing als zweiter Stationsarzt auf der akuten psychiatrischen Station an mit all den vielfältigen neuen Eindrücken, die auf mich zukamen. Wobei es mir als Anfänger oftmals sehr schwerfiel, die notwendige professionelle Distanz zu meinen Patienten zu wahren.

Ich vergesse nie diese Situation: Ich wurde zu einer Aufnahme geschickt und entdeckte einen Patienten, der mein Chemieprofessor war, bei dem ich vor nicht allzu langer Zeit im Physikum geprüft wurde. Er litt zum Zeitpunkt der Aufnahme an einer schweren endogenen Depression mit Schuldwahn. Er saß vor mir und sagte, ich solle ihm seine venia legendi, seine Lehrberechtigung abnehmen, er könne überhaupt nichts mehr, hätte alles falsch gemacht und offensichtlich hatte er sich von seinen Selbstmordgedanken noch nicht distanziert, weshalb er zunächst auf der geschützten Station blieb.

Wie bei endogenen Depressionen in der Regel üblich, heilte sie mit den therapeutischen Maßnahmen komplett ab. Soweit ich weiß, hat der Professor seine Tätigkeit wieder aufnehmen können. Beeindruckend für mich war der Wandel vom alles beherrschenden, wissenschaftlich orientierten Professor zum Patienten, der vor mir als Anfänger quasi bettelte und um eine Bestrafung. Das habe ich bis heute nicht vergessen.

Der Wechsel nach Merzig im Saarland

Kurz vor Ende der Facharztweiterbildung ergab es sich, dass mein Chef Professor Wolfgang Werner das Angebot erhielt, die Landesnervenklinik in Merzig im Saarland als Ärztlicher Direktor zu übernehmen. Er bat mich, mit ihm als Oberarzt mitzugehen. Das veränderte ein wenig meine Planungen. Eigentlich hatte ich mich dazu durchgerungen, eventuell zu habilitieren, hatte ich doch eine Arbeit begonnen, die davon handelte, dass in der Kardiochirurgie der Universitätsklinik nach Operationen am offenen Herzen öfter Psychosen auftraten, die ich untersuchen wollte. Beeindruckend war für mich, dass ich bei der Anamneseerhebung vor der Operation mit Menschen sprach, die nach der Operation nicht mehr da waren. Es fiel mir relativ leicht, das aufzugeben und es war im Grunde für mich selbstverständlich, mit Professor Werner mitzugehen. Als Oberarzt war ich in Merzig auch Funktionsbereichsleiter mit der Aufsicht über vier Akutstationen und drei Assistenten.

In Merzig fand ich dann eine typische Nachkriegs-Psychiatrie vor, eine große Klinik mit vielen Patienten, kaum Personal und in einem baulich ungeheuer schlechten Zustand.

Situationen, die heute undenkbar sind

Zwangsläufig fing dort mein sozialpsychiatrisches Wirken und Denken an, zumal ich mir vorgenommen hatte, den Ruf der Psychiatrie und der psychiatrischen Kliniken positiv zu verändern – ein Vorgehen, das ich bis heute verfolgt habe, sicherlich mit bemerkbarem Erfolg, ohne dass da nicht auch noch Luft nach oben wäre.

Ich fragte mich, wieso in der großen Klinik in Merzig so viele Menschen lebten, die eigentlich – aus meiner Sicht – gar nicht im Krankenhaus zu sein brauchten. Im Nachhinein würde ich sagen, das war die sogenannte Verwahr-Psychiatrie, wie sie bis dahin üblich war.

Die Situation der großen Säle, mit Patienten belegt, war damals durchaus gängig. Für mich war das von Anfang an unmöglich und ich habe sehr darum gekämpft, diese Saalsituation zu verändern. Beispiel dafür dafür waren zwei Stationen in einem größeren Gebäude. Das waren zwei nebeneinander liegende Säle mit jeweils 20 bis 25 Patienten ohne jeglichen Ansatz zur Individualität, belegt mit chronisch Kranken, behandelt beziehungsweise geführt von Pflegepersonal, das sich in der Tat sehr anstrengte, aber bei diesen Bedingungen kaum etwas erreichen konnte.

Diese Saalsituation zu verändern, war eines meiner Hauptthemen zu Beginn meiner Tätigkeit in Merzig. Die Patienten aus dieser Saalsituation herauszuholen, ist uns in den meisten Fällen gelungen. Die meisten von ihnen wurden schließlich in Wohnungen in die Stadt verlegt. Das beschriebene Gebäude ist heute Sitz der Institutsambulanz für Erwachsene sowie für Kinder und Jugendliche.

Ich fing dann an, mit einem mir gedanklichen nahe stehenden Kollegen, mit dem ich auch befreundet war, und einer Sozialarbeiterin, die Gedanken der Sozialpsychiatrie einzubringen und umzusetzen. Die Verhältnisse in der Landesnervenklinik Merzig waren so, dass ich zeitweise gleichzeitig auch Abteilungsarzt der Forensischen Abteilung mit vier forensischen Stationen war, wobei ich dort der einzige Arzt war – Situationen, die heute undenkbar sind. Gott sei Dank!

Was die Umsetzung der sozialpsychiatrischen Ideen anging, bewährte sich rasch die Zusammenarbeit mit einem freien Träger, den wir damals mit der Arbeiterwohlfahrt fanden.

2

2

DER WECHSEL AN DIE LANDESNERVENKLINIK ALZEY

Jüngster Klinikleiter Deutschlands

Zum Zeitpunkt meines Wechsels nach Alzey hatten wir damals zwei Übergangswohneinrichtungen, zwei geschützte Wohnungen und zwei geschützte Bauernhöfe, in denen mit Betreuung ehemalige chronisch kranke Patienten der Klinik lebten und arbeiteten.

Eigentlich hätte ich noch nicht wechseln müssen. Ich war noch recht jung und mit dem, was ich bis dahin erreicht hatte, recht zufrieden. Dennoch hatte ich das Gefühl, ich müsste etwas ändern. Zufällig las ich dann eine Annonce im Ärzteblatt: Man suchte einen Ärztlichen Direktor der Landesnervenklinik in Alzey. Ohne das ernsthaft in Erwägung zu ziehen, bewarb ich mich, um auch mal meinen Marktwert zu testen.

Zu meinem großen Erstaunen wurde ich eingeladen ins Ministerium. Damals war Bernhard Vogel rheinland-pfälzischer Ministerpräsident, Heiner Geißler Gesundheitsminister. Zu meinem weiteren Erstaunen teilte man mir schließlich mit, dass man mich nehmen würde.

O-Ton des Trägers der Klinik: „Die Klinik dümpelt so vor sich hin. Wir erwarten von Ihnen, dass Sie etwas frischen Wind hier hineinbringen." Mit dieser Empfehlung trat ich dann zum Januar 1984 meinen Dienst als Ärztlicher Direktor in Alzey an. Und ich nahm das sehr ernst.

Die Klinik dümpelte wirklich vor sich hin. Es gab keine innere durchgehende Struktur, an eine äußere Struktur war überhaupt nicht zu denken. Sozialpsychiatrische Gedanken waren vollkommen fern, noch nicht einmal im Ansatz vorhanden. Die Personalausstattung der Klinik war denkbar schlecht.

Ungeachtet dessen wurde ich von den meisten Mitarbeiterinnen und Mitarbeitern sehr hoffnungsvoll aufgenommen, trotz oder gerade wegen meiner Jugend. Man gab mir das Gefühl, dass man auf mich gewartet hatte – im Grunde eine Reihe von vorschnellen Erwartungen, die ich zu erfüllen versuchte.

„Kompetenter Psychiater würde niemals dieses Amt annehmen"

Ich fand ein Schreiben meines Vorgängers in Alzey vor als eine Art Vermächtnis. Darin schilderte er, dass die Zustände in der Klinik derart schlecht seien, dass ein ernsthafter, kompetenter Psychiater nie im Leben dieses Amt annehmen würde, was dazu führte, dass er schon nach wenigen Monaten dieses Amt niederlegte. Im Gegensatz zu ihm war ich allerdings aus Merzig andere Dinge gewohnt, die er mit Sicherheit nicht kannte. Das Schreiben reizte mich geradezu, zu sagen: „Jetzt erst recht!" Das war tatsächlich einer der Beweggründe, dieses Amt mit aller Konsequenz zu übernehmen.

Was fand ich nun vor, als ich am 2. Januar 1984 meine Funktion in der Klinik aufnahm? Immerhin einige Jahre nach der alles umfassenden Psychiatrie-Enquete war in Rheinland-Pfalz beziehungsweise im Einzugsgebiet der Klinik in Alzey davon nichts zu sehen. Ich stieß auf eine Klinik mit im höchsten Fall zwei Abteilungen, einer neurologischen, einer größeren, völlig unstrukturierten psychiatrischen.

Auf den Stationen waren chronische und Akutpatienten gemischt. Die ruhigeren, chronischen halfen bei der Bewältigung des Alltags für die Akutpatienten. Sie wurden eingesetzt im „Hol- und Bringedienst" beziehungsweise auch in der Reinigung und in anderen Diensten.

Schon damals kam mir der Gedanke, warum man diese Patienten eigentlich in der Klinik halten sollte. Ein Verbleiben der Patienten in der Klinik, nur um die Klinik aufrecht zu erhalten, hielt ich aus ethischen wie auch aus medizinischen Gründen für unmöglich und das war einer der Gründe, weshalb ich hier schon sehr rasch Veränderungen vornehmen wollte.

Klare innere Struktur der Klinik musste her

Eine klarere innere Strukturierung der Klinik schien mir zunächst von großer Bedeutung. Mit entsprechendem Aufwand und einer gewissen jugendlichen Chuzpe hatte ich es dann geschafft, innerhalb eines Vierteljahres die Klinik zu gliedern: neben einer neurologischen Abteilung eine akutpsychiatrische Abteilung, eine gerontopsychiatrische Abteilung unter der Leitung von Dr. Wolfgang Gather sowie eine mittelfristige Abteilung und einen größeren Langzeitbereich, auf den wir später noch ausführlich zu sprechen kommen werden. Die forensische Abteilung der Klinik wurde ebenfalls umstrukturiert durch die damalige Chefärztin Dr. Agnes Karb. Unter ihrer fähigen Leitung wurde beispielsweise das Kalfaktorunwesen abgeschafft.

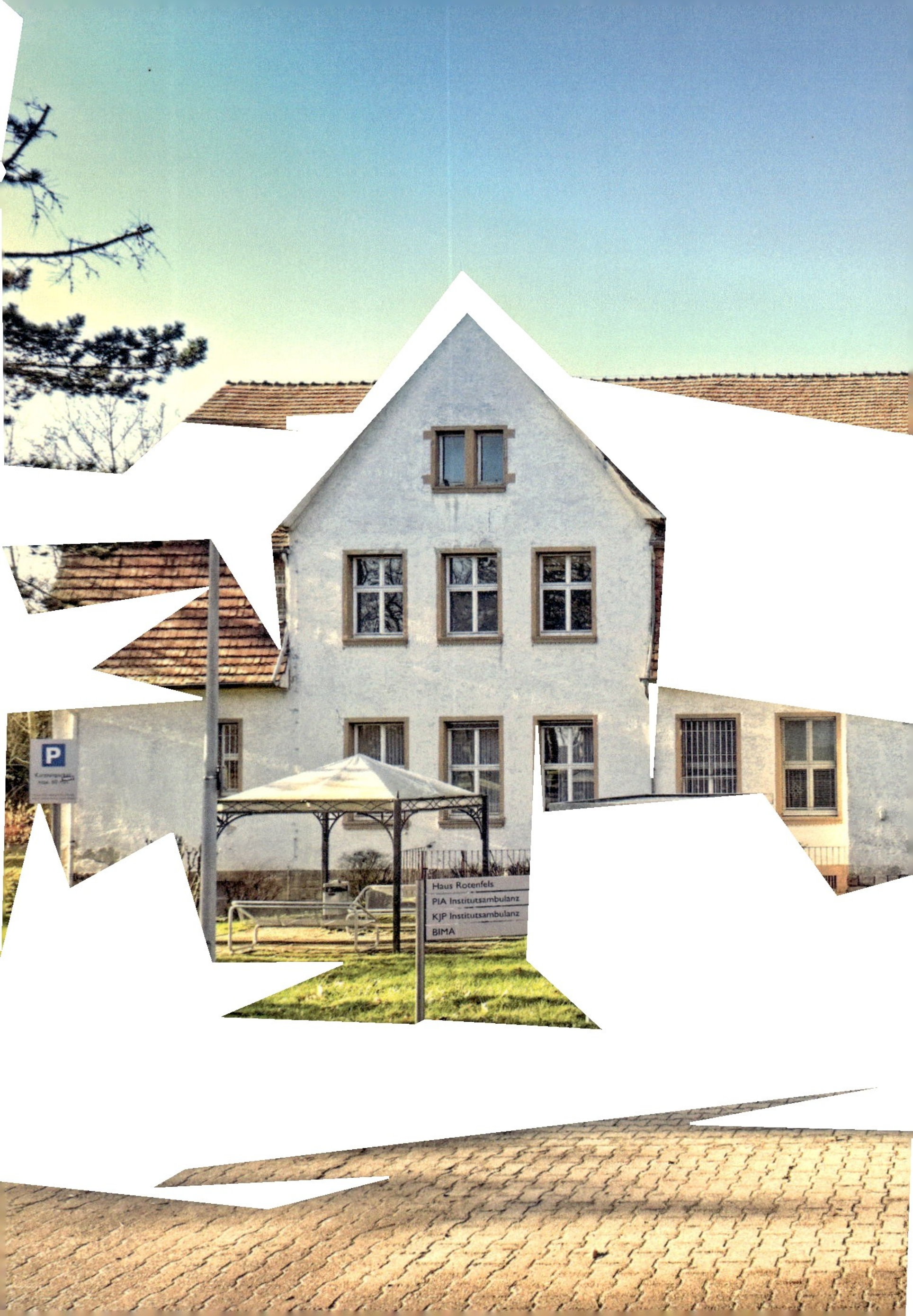
P
Haus Rotenfels
PIA Institutsambulanz
KJP Institutsambulanz
BIMA

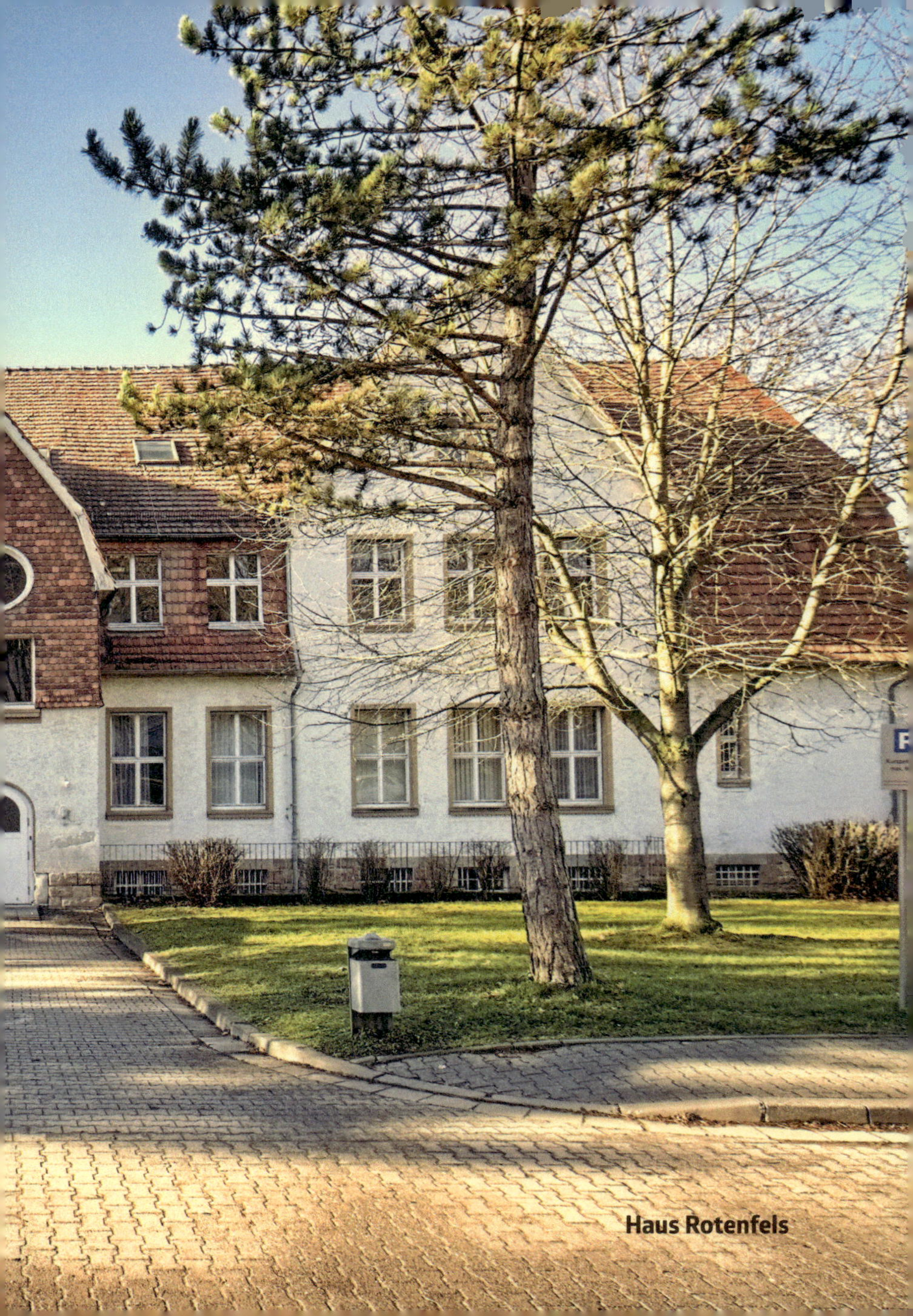

Haus Rotenfels

Neugliederung der Klinik – ohne den Träger zu fragen

Diese Neugliederung der Klinik führte ich durch, ohne den Träger zu fragen, was aus heutiger Sicht natürlich völlig unmöglich wäre. Damals war es so, dass etwa nach einem Jahr eine schriftliche Bestätigung des Trägers kam, in der er sich mit der Strukturierung einverstanden erklärte.

Die mittelfristige Abteilung, die völlig neu für Alzey war, kannte ich aus Merzig. Sie war gedacht zur Therapie von jüngeren, zur Chronifizierung neigenden Patienten mit Schizophrenie. Sie wurden im weiteren Verlauf vollständig ersetzt durch die Einrichtung der Tagesklinik.

Diese Neustrukturierung, bei der natürlich zu erwarten war, dass eventuell – zumindest anfangs – eine Verringerung der Bettenzahl im chronischen Bereich die Folge sein könnte, war etwas, worauf der Träger dann doch schnell aufmerksam wurde.

Ich bekam dann rasch ein Schreiben, in dem man mich bat, nicht zu schnell die Umstrukturierung durchzuführen, um nicht Arbeitsplätze zu riskieren. Dass das im Grunde völlig unethisch und ansonsten auch unkorrekt war, zeigte sich später. Die umstrukturierte Klinik und alles, was daraus resultierte, führte zu einem Mehr an Arbeitsplätzen. Es war also genau das Gegenteil der Fall.

Anfangs war ich also voll damit beschäftigt, die innere Struktur der Klinik zu modernisieren, zum Beispiel so viele Stationen wie möglich zu öffnen, gemischtgeschlechtliche Stationen zu schaffen, Saalsituationen zu verändern.

Vom therapeutischen Konzept war es damals dem üblichen Denken folgend so, dass die Ärzte diejenigen waren, die die Medikamente gaben und die Psychologen waren die Psychotherapeuten. Dadurch kam es oftmals zu der kuriosen Situation, dass Patienten sagten, sie möchten zu einer Psychologin und nicht zum Arzt, „ich möchte keine Medikamente". Dass hier eine gemeinsame Zielsetzung notwendig war, musste auch erst erarbeitet werden, war dann später aber, wie heute auch, selbstverständlich.

3

3

LERNEN VON DEN BEKANNTESTEN DEUTSCHEN PSYCHIATERN

Aufnahme in den Kreis der Sozialpsychiater

Ich fuhr zusammen mit Prof. Wolfgang Werner auf die jährlichen Direktoriumskonferenzen der psychiatrischen Kliniken und lernte doch viel für mich Neues und ganz besonders die modernen und allseits bekannten und führenden deutschen Sozialpsychiater kennen.

Ich wurde in den Kreis der Sozialpsychiater aufgenommen. Und da ich der jüngste war, wollte man mir die Aspekte der Sozialpsychiatrie mitgeben. Ich habe in dieser Zeit und von diesen Psychiatern wie zum Beispiel dem bekanntesten deutschen Psychiater, Professor Klaus Dörner aus Gütersloh, oder Nils Pörksen aus Bielefeld oder Michael von Cranach aus Kaufbeuren unheimlich viel gelernt. Später wurde ich dann auch in den Kreis der Gruppe der Versorger der chronisch psychisch kranken Patienten aufgenommen, welche im Grunde die Basis der sozialpsychiatrischen Idee in den Bundesländern bildete.

Als Ärztlicher Direktor bin ich zwar für alle in unserer Klinik angesiedelten Fachbereiche letztendlich verantwortlich gewesen, aber jeder weiß, dass die Psychiatrie und insbesondere die Sozialpsychiatrie mir ganz besonders am Herzen lag und mir bis heute immer noch liegt. Ich habe die Leitung dieser Klinik übernommen als sie und im Grunde ganz Rheinland-Pfalz aus psychiatrischer Sicht im Tiefschlaf lag, die ganzen notwendigen Veränderungen noch nicht einmal angedacht waren, obwohl die Psychiatrie-Enquete als Jahrtausendwende der Psychiatrie bereits seit 1975 existierte, allerdings erst ergänzt 1988 durch die Empfehlungen der Expertenkommission.

Ich hatte das Glück, mit den Großen der deutschen Sozialpsychiatrie arbeiten zu können, von ihnen lernen zu können und auch von ihnen als deutlich Jüngerer, aber mit der gleichen Funktion ausgestattet, akzeptiert zu werden. Es befindet sich keiner mehr im Amt, auch ich wandelte mich vom Aktiven zum Zeitzeugen einer Epoche der Psychiatrie, die Großartiges vollbracht hat, deren Umsetzung aber auch in Rheinland-Pfalz bei Weitem kein Selbstläufer war, deren Ergebnisse auch zu halten sind, und auf deren Boden zukünftige Entwicklungen auf jeden Fall beruhen.

So entstanden für mich die ersten sozialpsychiatrischen Umsetzungskonzepte für Alzey – vorwegnehmend für Rheinland-Pfalz, aber zunächst nur das Einzugsgebiet von Alzey. Begleitend nebenbei geschah aber auch die weitere interne Umstrukturierung der Klinik. Noch bevor die Expertenkommission von 1988 die einzelnen Bausteine der Sozialpsychiatrie im Detail beschrieb, war mir klar, dass dieses amorphe Bild einer Akutpsychiatrie, die aus fünf großen Stationen inklusive einer Suchtstation bestand, dass die durchaus verkleinert werden musste. Vor allem musste sie einem Regionalbereich in den riesigen Einzugsbereich zugeordnet werden.

Zweiklassen- oder Drehtür-Psychiatrie

Das Prinzip in Rheinland-Pfalz war in dieser Zeit, dass die großen Kliniken in Andernach, Alzey und Klingenmünster die Grundversorgung der Menschen übernahmen mit Einzugsgebieten von über 800.000 Einwohnern – also in keinster Weise gemeindenah. Die betuchteren Patienten kamen in Privatkliniken unter, die medizinisch interessanteren Patienten in den Universitätskliniken. So entstand in weitestem Sinne der Begriff der „Zweiklassen-" oder der „Drehtür-Psychiatrie". Letzteres hieß damals die Behandlung der gröbsten psychischen Ausfälle und die Wiederaufnahme bei wiederkommenden Symptomen.

Außer den drei großen Kliniken hatte keine weitere Klinik einen Versorgungsauftrag. Auch hier setzte ich meine Bestrebungen von Beginn an fest und versuchte, mit dem Land immer wieder zu vereinbaren, dass auch viele andere Kliniken Versorgungsverpflichtungen hatten, auch die Universitätsklinik. Das gelang letztendlich.

Es führte dazu, dass auch die Universitätsklinik in Mainz, die uns ihre unliebsamen Patienten nach Alzey geschickt hatte, eine Versorgungsverpflichtung bekam und ihre Patienten selbst behandeln musste. Das galt für andere Kliniken genauso und war als Basis für die sozialpsychiatrische Behandlung dringend notwendig.

Was die innere Struktur anging, teilte ich das sehr große Aufnahmegebiet in zwei Teilaufnahmegebiete auf und ordnete jeweils einem Teilaufnahmegebiet zwei Stationen zu: eine geschlossene, eine offene. So wusste jede Station, in welchem Bereich des Einzugsgebiets ihr Gebiet war.

Man konnte so auch Kontakte vertiefen. Das war eine Vorwegnahme des später zu forcierenden Aufbaus von kleineren Kliniken oder Abteilungen an den kommunalen Krankenhäusern, wo man psychiatrische Abteilungen einrichtete und aus meinem Gedanken heraus die unterteilten Abteilungen in unser Klinik vor Ort gemeindenah legen konnte, zunächst theoretisch. So entstanden zum Beispiel später die psychiatrischen Abteilungen in Idar-Oberstein und im Rhein-Hunsrück-Kreis.

Mittlerweile waren die Empfehlungen der Expertenkommission von 1988 herausgekommen – Beschreibungen von Umsetzungsmöglichkeiten der Sozialpsychiatrie, Beschreibungen der einzelnen Bausteine, an die wir uns, wenn wir das nicht schon vorher taten, konsequent hielten als theoretischen Überbau. Diese Empfehlungen waren so detailliert, dass man sie sehr gut verwenden konnte, um auch über entsprechende Einrichtungen zu verhandeln und letztendlich Umsetzungen durchzuführen.

Eines der wichtigsten Ergebnisse der Expertenkommission war die Formulierung „ambulant vor stationär". Es wurde damit klar festgelegt, dass eine stationäre Behandlung erst dann erfolgen sollte, wenn alle ambulanten Versuche gescheitert waren. Nun gab es sehr wenige ambulante Möglichkeiten; das waren damals die niedergelassenen Nervenärzte und sonst nichts. Also mussten zunächst einmal Einrichtungen oder Strategien geschaffen werden, wie man teilstationär oder ambulant Patienten therapieren konnte ohne sie in den Koloss der großen Kliniken aufnehmen zu müssen. Der Begriff der „Tagesklinik" war entstanden.

Humanität und Kultur einer Gesellschaft muss sich messen lassen

Je mehr ich mich mit der Sozialpsychiatrie und mit der Entwicklung der Sozialpsychiatrie befasste, umso eindeutiger kristallisierte sich ein Leitsatz für mich heraus:

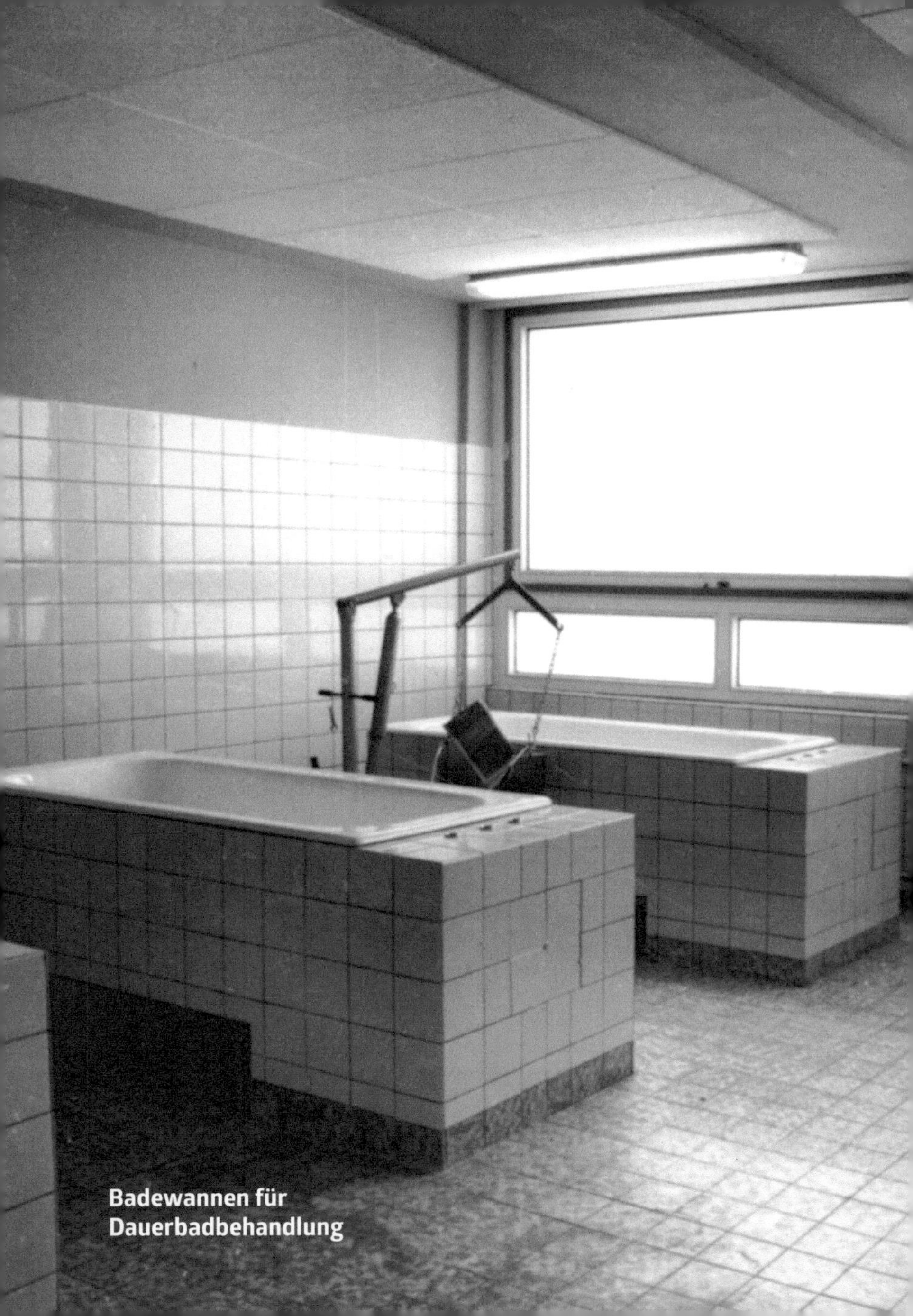

Badewannen für Dauerbadbehandlung

Die Versorgung psychisch Kranker und vor allem der chronischen Kranken ist ein Prüfstand, an dem sich die Humanität und Kultur einer Gesellschaft messen lassen muss.

Im Hinblick auf diese Vorgabe war unsere Gesellschaft eher inhuman.

Dies gilt ganz extrem für die Gräuel des Naziregimes gegenüber psychisch Kranken, die unvorstellbar sind, aber dennoch Realität waren. Man kann sich nicht mit der Psychiatrie und dem, was wir Sozialpsychiatrie nennen, befassen, ohne auf diese Taten einzugehen, die in dieser Zeit passierten. Ende Oktober 1939 hat Hitler nach zunächst nur mündlich erteilter Tötungsbefugnis in einem privaten Brief seinen „Gnadentod-Erlass" verfasst. Es begann die sogenannte „T4-Aktion", an deren Ende zirka 70.000 psychisch Kranke in zentralen Tötungsanstalten ermordet worden waren. Man probierte an den psychisch Kranken die späteren Methoden der Massenvernichtung aus. Darüber hinaus hat man 200.000 psychisch Kranke in den Kliniken schlicht verhungern lassen.

Ich habe meinen Vater – zunächst glühender Anhänger, nach seinem Einsatz an der Front Hitler-Gegner – gefragt, warum man das alles duldete. Es wusste jeder Bescheid! Seine etwas bedrückte Antwort war, in dieser Zeit fielen so viele gesunde junge Menschen im Krieg, dass man sich an die psychisch kranken Menschen nicht erinnerte. Zudem schien die Theorie des „lebensunwerten Lebens", so ein Nazi-Duktus, für chronisch Kranke und damit verbunden der „Gnaden-Tod" wissenschaftlich begründet und damit oberflächlich sogar einleuchtend zu sein. Man hat sich mit dieser Geschichte eben nicht befasst.

Ich muss allerdings sagen, dass ich das Glück habe, einer Generation anzugehören, die sich mit solchen fundamentalen Entscheidungen nie befassen musste. Daher bin ich auch mit kritischen Bemerkungen sehr zurückhaltend. An den Fakten allerdings kann man nicht vorbeikommen.

Auch aus den Kliniken in Rheinland-Pfalz wurden während der NS-Diktatur Kranke in die Tötungsanstalt nach Hadamar verbracht. Wie in fast allen psychiatrischen klinischen Zentren wurden in den letzten Jahren Gedenkstätten errichtet, so auch ein Mahnmal in der Alzeyer Klinik.

Aber auch in der Nachkriegszeit – bis in die 1960er, 1970er Jahre hinein – hat sich unsere Gesellschaft, was die Betreuung psychisch Kranker angeht, nicht besonders hervorgetan. Es bestand eine duale Versorgung, wie oben erwähnt. Es gab eine Mehrklassen-Psychiatrie und kein Mensch fand daran etwas auszusetzen. Von Seiten der Politik wurde damals auch mir in einem entsprechenden Schreiben mitgeteilt, dass die Versorgung psychisch Kranker in den drei Großkliniken zu erfolgen hatte. Da hatte die Alzeyer Klinik ein Einzugsgebiet von fast einer Million Menschen. Von Gemeindenähe keine Spur.

Ich zitiere aus einer Informationsschrift des Landesamtes für Jugend und Soziales Rheinland-Pfalz aus dem Jahr 1977: „Zur Sicherung einer ausreichenden psychiatrischen Versorgung der Bevölkerung in den drei großen psychiatrischen Kliniken im Lande, Landesnervenklinik Andernach, Landesnervenklinik Alzey, Bezirksklinik Klingenmünster, ist diesen Kliniken jeweils ein Pflichtaufnahmegebiet zugeordnet. Die Pflichtaufnahmegebiete entsprechen ursprünglich den Grenzen der drei Fürsorgeverbände. Sie sind jedoch 1968 neu festgelegt worden. Das Pflichtaufnahmegebiet der Landesnervenklinik Alzey umfasst eine Wohnbevölkerung von rund 840.000 Einwohnern."

4

4

RHEINLAND-PFALZ WAR NOCH AM SCHLUSS DER SOZIALPSYCHIATRISCHEN UMSETZUNG

Psychiatrie-Enquete erster Ansatz zur Verbesserung der Situation

Die Psychiatrie-Enquete war der erste Ansatz zur Verbesserung der Situation. Es entstanden je nach politischem Hintergrund in den Bundesländern Umsetzungsvorhaben, die mehr oder weniger fortgeschritten waren. Rheinland-Pfalz, muss man sagen, war zu dieser Zeit ziemlich am Schluss der gesamten sozialpsychiatrischen Umsetzung. Es gab Bundesländer, die um Längen voraus waren. Von diesen anderen Bundesländern habe ich viel gelernt. Vieles, was in Rheinland-Pfalz umgesetzt wurde, hat seinen Ursprung dort.

Den letzten Anstoß zur Umsetzung brachten dann die Ergebnisse der Expertenkommission von 1988, die die Basis auch unseres gemeindepsychiatrischen Konzepts darstellten. Sie waren neben der Enquete von 1975 die entscheidenden Ansatzpunkte zur Verbesserung der Psychiatrie in Deutschland. Vorher tat sich nichts – auch auf europäischer Ebene tat sich vergleichsweise wenig, in Deutschland je nach Bundesland.

Die Untätigkeit der deutschen Psychiatrie in der Nachkriegszeit lässt sich nur damit erklären, dass man sich vonseiten der Psychiater schämte, mit der nationalsozialistischen Vorgehensweise und ihren Grausamkeiten in Verbindung gebracht zu werden. Es dauerte bis 1998, bis zum ersten Mal in Deutschland ein Weltkongress stattfinden konnte. Zu diesem Zeitpunkt hatte Michael von Cranach aus Kaufbeuren seine Ausstellung über die nationalsozialistische Zeit fertig gestellt, die auf diesem Weltkongress gezeigt wurde und sehr zur Vertrauensbildung in die deutsche Psychiatrie beigetragen hat.

Es muss aus meiner Sicht noch betont werden: Keiner der deutschen Psychiater war gezwungen, sich der Vernichtungsmaschinerie anzuschließen (ein Zitat von Kollege Michael von Cranach). Niemand wurde behelligt, wenn er sich dem entzog. Das muss deutlich gesagt werden!

Neben Klinikverkleinerung Abbau von Ressentiments angegangen

Parallel zur inneren Umstrukturierung der Klinik mit der Zielsetzung Differenzierung, Verkleinerung und vor allem Gemeindenähe versuchten wir, eine Entmythologisierung der psychiatrischen Kliniken, der Vorurteile und der damit verbundenen Ressentiments zu erreichen.

Im Volksmund wurde die Klinik verunglimpft, wenn auch etwas zurückhaltend, weil sie der größte Arbeitgeber war. Dennoch hatte dies einen Effekt. Generell typisch war diese Art der Verunglimpfung für alle psychiatrischen Kliniken in der Bundesrepublik. Das ging von der „Irrenanstalt" bis zum „Verrücktenhaus" weiter. In Alzey hieß diese Klinik immer nur die „Hoppla“, wobei dies eine Verunglimpfung des ursprünglichen Namens der Klinik war: „Heil- und Pflegeanstalt“.

Unsere Zielsetzung war, aus dieser „Hoppla“ eine moderne, deutliche kleinere, differenziertere Fachklinik zu entwickeln, die dann in einem zugewiesenen Versorgungsgebiet eine Vollversorgung der psychisch Kranken übernahm, zusammen mit Alternativeinrichtungen, auf die ich noch eingehen werde.

Bezüglich der Entmythologisierung schien es mir wichtig, auch im Einzugsgebiet dafür zu sorgen, dass die Vorurteile der Menschen gegenüber der Psychiatrie und der Klinik abgebaut wurden und die geänderten Voraussetzungen und Angebote deutlicher wurden. Das zeigte sich zunächst in der Klinik. Wir strukturierten das Gelände der Klinik wie einen Park, öffneten ihn und boten ihn als Freizeitangebot für die Bevölkerung an, was sehr gerne angenommen wurde. Am bundesweiten Tag der offenen Psychiatrie nahmen wir teil. Dieser Tag, der mit großem Engagement der Mitarbeiterinnen und Mitarbeiter gestaltet wurde, entwickelte sich zu einem der bekanntesten Veranstaltungstage in der Stadt Alzey und wurde entsprechend besucht.

Wir begannen damit, eine Tagesklinik zu suchen

Unabhängig von der Klinik, vom Klinikgelände schien es mir wichtig zu sein, die neuen Angebote und die neuen Denkweisen in die Gemeinden zu tragen. So kam ich auf die Idee, mich an die Bürgermeister der Verbandsgemeinden zu wenden, die dann mit mir Termine für Vorträge über diese Entwicklung vereinbarten. Also machte ich eine Rundreise durch sämtliche Verbandsgemeinden der Region.

Das bewährte sich sehr – die Klinik stieg in ihrem Ansehen bei den Menschen deutlich.

Nachdem wir das Innere der Klinik einigermaßen strukturiert hatten, eben auch in der Psychiatrie mit innerer Sektorisierung und zugehörigen Teilgebieten des Einzugsgebiets, begannen wir zu überlegen, was wir außerhalb der Klinik an Komplementäreinrichtungen gemäß den Empfehlungen der Expertenkommission schaffen wollten. Unabhängig davon entwickelte sich auch die neurologische Abteilung in der Klinik sehr nach vorne. Es wurde eine Spezial-Abteilung für Patienten mit apallischem Syndrom eingerichtet. Es wurde eine Stroke Unit eingerichtet.

Unsere Zielsetzung ging immer mehr in diese Richtung: Eine psychiatrische Klinik sollte, wenn sie schon in einer großen Klinik eingebettet war, dort eine Abteilung von vielen mit verschiedensten Aufgaben sein. Dass die psychiatrische Abteilung weiterhin die größte Abteilung blieb, ließ sich nicht vermeiden. Aber eine Verkleinerung durch den Aufbau von Komplementäreinrichtungen und durch andere Fachgebiete war schon erreichbar. Insbesondere was Gemeindenähe und Komplementäreinrichtungen anging, wurde immer mehr umgesetzt. Wir begannen damit, eine Tagesklinik zu suchen.

„Ambulant vor stationär" wurde relevant

Bei der Definition der klinischen Behandlung wurde zum ersten Mal die Bedeutung der Stichworte „ambulant vor stationär" sowie „gemeindenahe Versorgung" relevant. Das führte dazu, dass wir uns für unsere Klinik überlegten, dass wir grundsätzlich die stationäre Therapie von einem Großkrankenhaus auf regionale Versorgungskliniken verlegen wollten unter Schaffung neuer Angebote innerhalb der Klinik. Und dass wir weiterhin durch den Aufbau teilstationärer

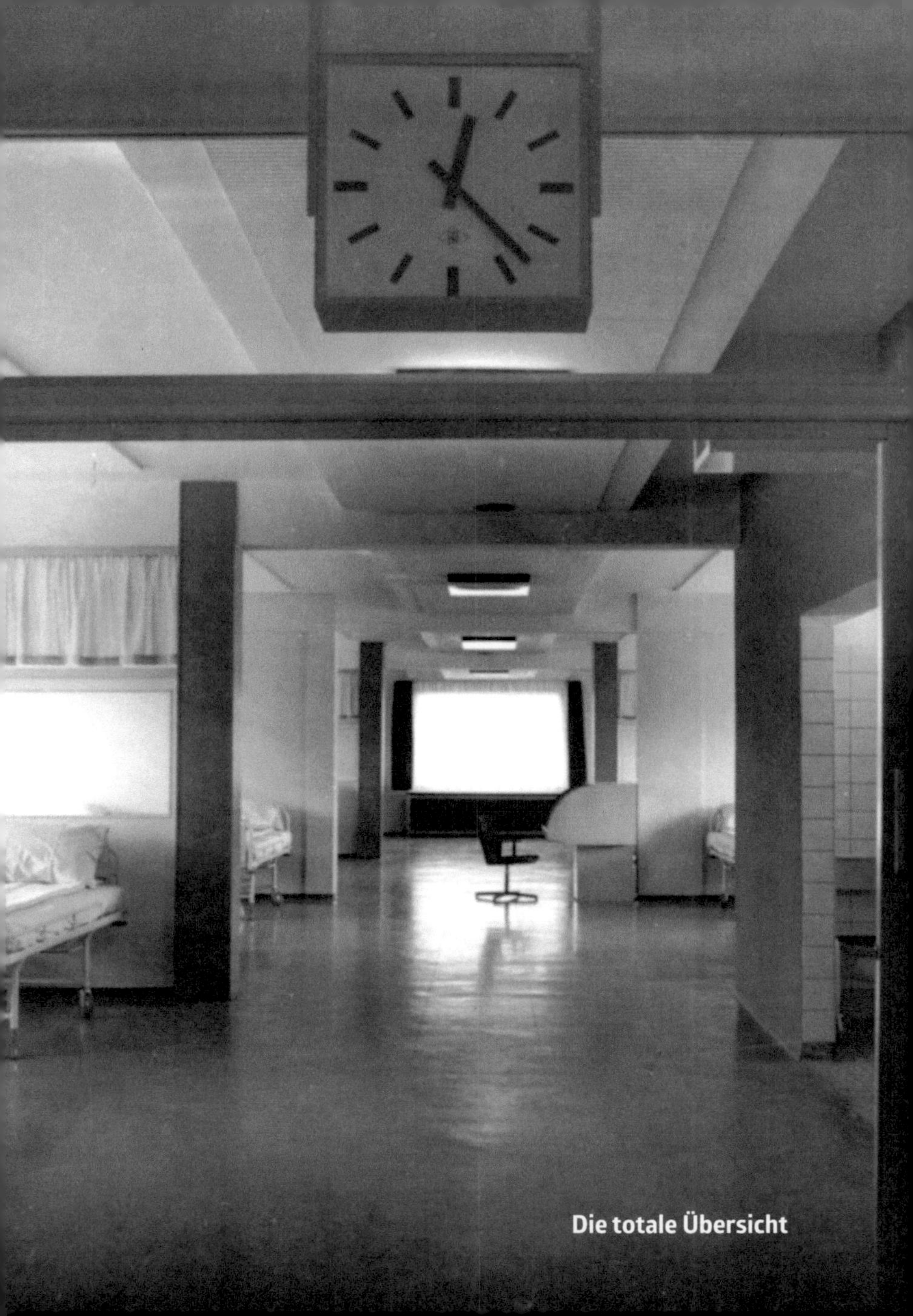

Die totale Übersicht

und ambulanter Versorgungsangebote ganz neue Alternativen schaffen wollten im Hinblick auf die Norm-Annnäherung der Patienten. Dazu führten wir auch Enthospitalisierungsangebote für Langzeit-Patienten und das Betreute Wohnen ein, kleinere Heimeinrichtungen sowie eine Verbesserung im Hinblick auf die Teilnahme am Leben bei Arbeit und Freizeit. Das sollte dazu führen, dass alle beteiligten, zu gründenden Krankenhauseinheiten eine Pflichtversorgung hatten.

Die stationäre Behandlung der Patienten im Einzugsgebiet der Klinik Alzey bedeutete, dass die Stadt Mainz mit ihrer Universitätsklinik für diese Stadt zuständig wurde. Das war vorher nicht so. Es war das übliche Vorgehen, das bundesweit mehr oder weniger üblich war, dass Patienten in den Universitätskliniken ausgewählt wurden im Hinblick auf seltene und durchaus nicht übliche Krankheitsbilder. Die üblichen Krankheitsbilder wurden hingegen, in unserem Versorgungsbereich, sehr schnell nach Alzey geschickt und von uns versorgt. Nachdem die Universitätsklinik Mainz die Pflichtversorgung übernommen hatte, mussten dort alle psychischen Kranken der Stadt Mainz versorgt werden – was vorher ein wesentlicher Anteil der Patienten der Alzeyer Klinik war.

Im Weiteren ergaben sich drei kleinere Abteilungskliniken. Das war eine psychiatrische Abteilung am Kreiskrankenhaus Idar-Oberstein, eine weitere in Simmern im Rhein-Hunsrück-Kreis. Eine weitere sollte eigentlich kommen, ich hatte auch ein Konzept entwickelt für eine 60-Betten-Klinik, die das Versorgungsgebiet Bad Kreuznach übernehmen sollte; das wurde aber politisch nicht akzeptiert. Nach neuesten Empfehlungen des Krankenhausplanungsausschusses wurde das Einzugsgebiet Bad Kreuznach in drei Versorgungsgebiete aufgeteilt und entsprechend durch die Kliniken in Alzey, Simmern und Idar-Oberstein versorgt. Gut, das konnte man so auch akzeptieren.

„Das war zu vertreten“

Für die Klinik in Alzey blieb die Zuständigkeit für die Kreise Mainz-Bingen, Alzey-Worms und die Stadt Worms sowie ein kleiner Teil des Kreises Bad Kreuznach. Damit verringerte sich die Zahl der Einwohner des Pflichtaufnahmegebietes von 840.000 Einwohnern auf etwa 450.000. Dieser Aufteilung konnte ich gut zustimmen, beinhaltete sie jedoch einerseits noch die Möglichkeit, an allen fünf Standorten eine patientenorientierte Differenzierung durchzuführen, etwa in Allgemeinpsychiatrie, Sucht, Gerontopsychiatrie (jeweils mit 20 Betten). Das war zu vertreten und passierte im Grunde auch in Simmern und Idar Oberstein. Es wurde gleichzeitig auch die Forderung nach Regionalisierung und Gemeindenähe erfüllt, denn die Entfernungen zur Klinik waren bei weitem nicht mehr so groß wie zu der Zeit als Alzey die einzige Versorgungsklinik in diesem Bereich war.

Damit löste sich auch der mancherorts von manchen Psychiatern fast schon ideologisch ausgetragene Disput auf, was denn nun besser sei: das differenzierte Fachkrankenhaus oder die sektorisierte gemeindenahe Fachabteilung. Der Versorgungsauftrag ist für beide schlicht der selbe. Die früheren psychiatrischen Großkrankenhäuser sowie die deutlich kleineren regionalen Abteilungen hatten absolut den gleichen Versorgungsauftrag und unterschieden sich auch im Angebot nicht voneinander.

Durch die gemeindepsychiatrische Aufteilung wuchs die Furcht, man könnte Arbeitsplätze verlieren, wenn sich die psychiatrischen Abteilungen verkleinerten. Dem war nicht so, weil in die Lücken durch die Verringerung der psychiatrischen Bettenzahl nun andere Abteilungen wie Neurologie, Kinder- und Jugendpsychiatrie, Kinderneurologie und weitere dazu kamen.

Es soll nicht verschwiegen werden, dass die kleineren Abteilungen auch spezifische Probleme hatten, u.a. dadurch, dass die Personalgewinnung, insbesondere im akademischen Bereich, schwieriger war als für die großen – sie hatten oftmals das Problem, qualifizierte Ärzte zu bekommen, zumal sie aufgrund ihrer Kleinheit und einer meines Erachtens veralteten Weiterbildungsstruktur nicht die volle Weiterbildungsermächtigung erhielten. Damit wurde der Anreiz für Assistenzärzte entsprechend geringer. Das sollte aber nichts an der grundsätzlichen sozial-psychiatrischen Orientierung ändern; es lässt sich auf anderem Wege lösen.

Alternative und Ergänzung zur vollständigen Krankenhausbehandlung

Nach der beschriebenen Umstrukturierung der stationären Versorgung entwickelten sich die komplementären und in der Expertenkommission vorgeschlagenen Bausteine der regionalen, gemeindenahen und ambulanten bzw. teilstationären Versorgung parallel dazu.

Als erstes sei dabei die Umsetzung von Tageskliniken erwähnt. Zur Erklärung: Die Tagesklinik ist als Alternative und Ergänzung zur vollständigen Krankenhausbehandlung zu bezeichnen. Die Krankenhausbehandlung psychisch Kranker soll in Tageskliniken immer dann erfolgen, wenn dafür die Voraussetzungen gegeben sind. Das heißt: wenn eine Behandlung außerhalb einer stationären Behandlung machbar ist und wenn eine rein ambulante Behandlung zu wenig ist.

Die Tagesklinik ist als Behandlungseinrichtung mit einem Behandlungsprogramm vorgesehen wie eine vollstationäre Einrichtung, allerdings ohne Betten- bzw. ohne „Hoteltrakt“. Die Patienten werden in der Tagesklinik an fünf Tagen in der Woche acht Stunden täglich behandelt. Am Abend und an den Wochenenden gehen sie nach Hause oder in ihre Wohngemeinschaften.

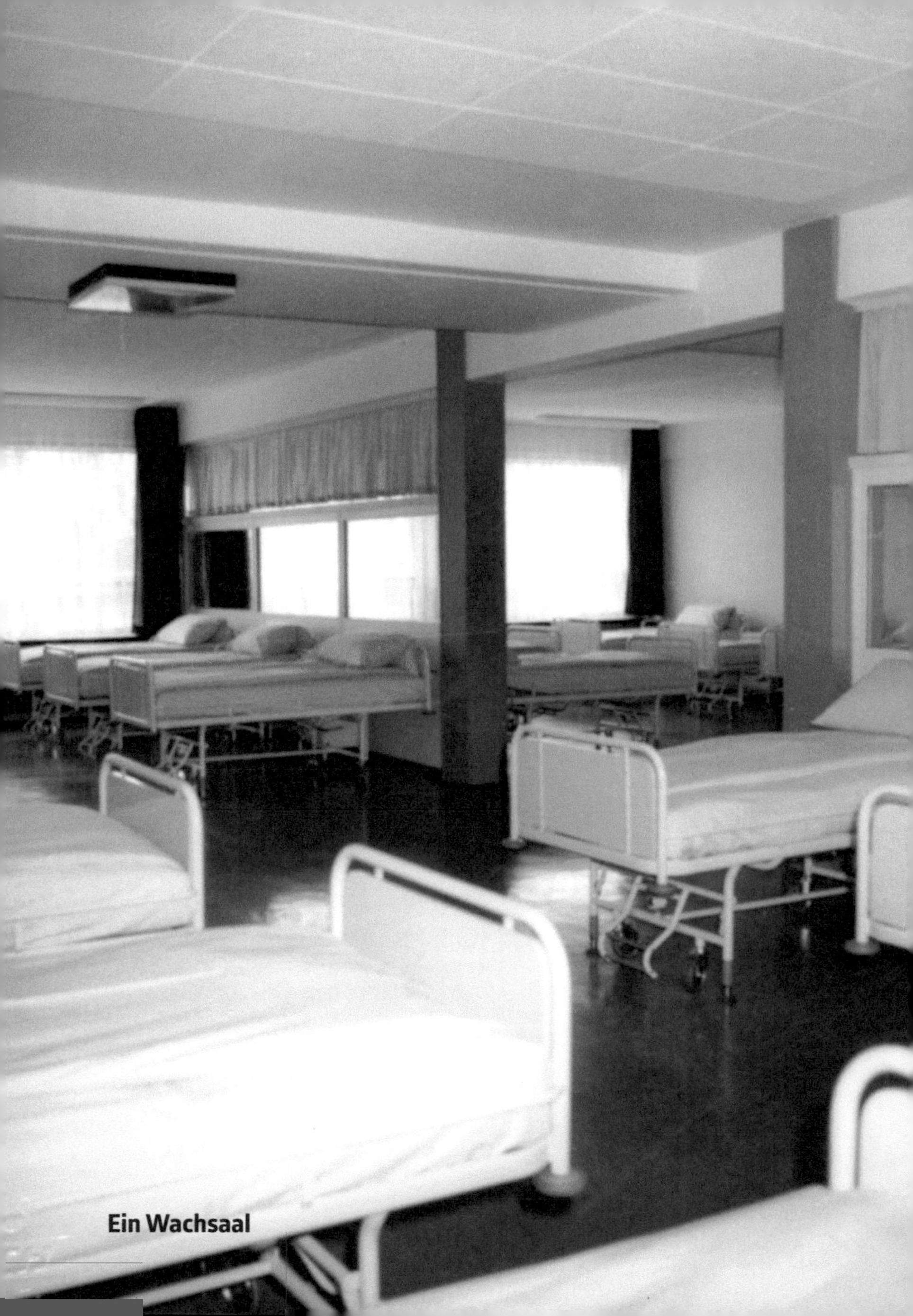

Ein Wachsaal

Die Tagesklinik macht es möglich, eine seelische Krise oder Erkrankung zu behandeln ohne den Patienten aus seinem gewöhnlichen häuslichen Umfeld zu reißen. Eine weitere Indikation: Nach einem längeren stationären Krankenhausaufenthalt oder nach Schaffung einer Wohngemeinschaft fühlen sich die Patienten oft dem Alltag noch in keinster Weise gewachsen. Hier übernimmt die Tagesklinik Vermittlerfunktion und ist vor allem Übungsfeld für das Wiedererlernen und den Ausbau vorhandener Fähigkeiten.

Für uns war es daher klar, dass wir schon recht früh daran dachten, eine Tagesklinik in Alzey aufzubauen. Zu diesem Zeitpunkt gab es in ganz Rheinland-Pfalz eine einzige Tagesklinik, nämlich in Frankenthal, die eine gewisse Vorreiterfunktion im Bundesland hatte. Bei unserer Suche nach einer Immobilie für die Tagesklinik hat mich unser damaliger Verwaltungsleiter sehr unterstützt. Wir fuhren im gesamten Einzugsgebiet von Immobilie zu Immobilie, die inseriert wurde, um ein geeignetes Haus zu finden. In Worms fanden wir einige wenige. Es war aber so, dass bis zur Genehmigung durch das Ministerium viel Zeit verstrich und die Immobilien vergeben waren. Unsere Suche war sehr frustrierend!

Die Tagesklinik in Alzey hatten wir schon gestartet, indem wir eine Station zur Tagesklinik erklärten. Dass wir dort tagesklinische Behandlungen durchführten, sollte allerdings nur ein Anfang sein, da wir wollten, dass die Tagesklinik in die Gemeinde, in die Stadt kommen sollte. Hier fanden wir eine durchaus atmosphärisch gut geeignete Immobilie, im Seitenflügel des städtischen Weingutes und verlegten die erste Tagesklinik dorthin – sie blieb einige Zeit lang bestehen.

Mehrere Jahre bis zur Realisierung eines Tagesklinik

Von den ersten Plänen einer Tagesklinik bis zur Einweihung brauchte es in der Regel mehrere Jahre.

Wir hatten also eine Tagesklinik in Alzey. Die Pläne für Worms hatten sich nicht erfüllt. In Bad Kreuznach suchten wir weiter. Letztlich wurde dort durch einen glücklichen Zufall ein Gebäude des Roten Kreuzes frei. Nach einem Tipp aus dem Ministerium hatte ich Kontakt mit dem Vorsitzenden des Roten Kreuzes in Rheinland-Pfalz. Nach einer Besichtigung und entsprechenden Umbauplänen kam es dazu, dass tatsächlich diese Immobilie, die früher das Fernmeldeamt der Post war, die Tagesklinik in Bad Kreuznach wurde.

Es blieb aber weiterhin die Tagesklinik in Worms ein Problem. Nach weiteren vergeblichen Suchen kam das Rote Kreuz auf die Idee, auf einem ihm gehörenden Gelände eine Tagesklinik zu bauen. Das geschah dann auch. So konnten die tagesklinischen Bereiche erst einmal geschaffen werden.

Am einfachsten war die Einrichtung der Tagesklinik innerhalb der Klinik in Alzey. Wir leerten eine Station und funktionierten sie zu einer Tagesklinik um. Diese wurde mit dem entsprechenden Personal besetzt. Das funktionierte eine zeitlang ganz gut. Abgesehen von den Verhandlungen mit den Krankenkassen wegen der Kosten der Tagesklinik, gab es kaum große Schwierigkeiten. Es war uns aber früh klar, dass diese Art der Tagesklinik nicht die war, die wir uns vorgestellt hatten, und dass es auch nicht die war, die in den Empfehlungen der Expertenkommission vorgeschrieben war, denn dort sollten die Tageskliniken in den Kommunen sein. Wir fanden schließlich eine Immobilie im Zentrum der Stadt Alzey, die geeignet war, zumindest für die Anfänge. Dort blieb die Tagesklinik Alzey längere Zeit bestehen. Diese Tagesklinik wurde gewissermaßen auch zu einem kulturellen Mittelpunkt der Stadt – dort fanden auch Konzerte statt,

Ausstellungen und weitere kulturelle Höhepunkte. So wurde diese Tagesklinik auch für die Stadt Alzey zu einem Anlaufpunkt.

Die weiteren Tageskliniken mussten wir dann mit relativ viel Mühe suchen. Als nächstens war die Tagesklinik in Bad Kreuznach, die notwendig wurde. In Bad Kreuznach hatte wir über das Ministerium Kontakt mit einem Vertreter des DRK, der eine Immobilie zur Verfügung hatte. Man konnte sich durchaus vorstellen, dass diese (ehemals Telegrafenamt der Stadt) nach entsprechenden Umbauten als Tagesklinik funktionierte.

Nach den Umbauten gelang es tatsächlich, die Tagesklinik Bad Kreuznach dort zu installieren. Der Spatenstich für die Maßnahme wurde damals durch den zufällig in unserer Klinik anwesenden Mentor der deutschen Psychiatrie, Professor Klaus Dörner durchgeführt. Im weiteren Verlauf wurde diese Tagesklinik, die wir von unserer Klinik aus supervidierten, um ein Betreutes Wohnen erweitert und auch um eine Tagesstätte.

Die dritte Tagesklinik sollte in Worms entstehen. Dies gestaltete sich sehr schwierig, da in Worms keine entsprechende Immobilie zu finden war. Ich kann mich erinnern, dass wir zusammen mit dem Verwaltungsleiter unserer Klinik verschiedenste Immobilien von ehemaligen Bibliotheken bis zu Werkshallen besichtigten, die alle nicht geeignet waren. Das DRK teilte uns schließlich mit, man habe noch einen Bauplatz. So konnte wir dort die Wormser Tagesklinik neu bauen. Diese wurde später dann auch mit einer Institutsambulanz ausgestattet und zugehörigen Wohneinrichtungen.

Als nächstes war es notwendig, in Bingen die Tagesklinik zu errichten. Auch das war wiederum sehr schwierig. Wir suchten erneut und besichtigten einige Häuser bis wir das Angebot eines Maklers erhielten. Das war ein schönes Haus mit Ausblick auf den Rhein. In diesem Haus wurde die Tagesklinik von Bingen mit einer Institutsambulanz eingerichtet. In Bingen kam noch ein Betreutes Wohnen dazu, ebenfalls in einer zentral gelegenen Immobilie.

Nun hatten wir in den größeren Städten unseres Versorgungsgebiets Tageskliniken, Tagesstätten und auch Institutsambulanzen installiert. Dazu kamen noch Tagesstätten in Sobernheim und Oppenheim. Die Tagesstätte in Oppenheim war eine Besonderheit: Sie wurde eingerichtet im ehemaligen Feuerwehrhaus der Gemeinde. Die Feuerwehr zog dafür in ein anderes Gebäude.

Alleine an dieser Schilderung erkennt man, dass die Umsetzung der Theorie der gemeindenahen Psychiatrie und der Einrichtung der einzelnen Bausteine von Tageskliniken über Institutsambulanzen bis zu Tagesstätten mit einem recht großen Aufwand verbunden war und durchaus eine gewisse Zeit in Anspruch nahm.

5

5

IMPLEMENTIERUNG DER SOZIAL-PSYCHIATRIE IN DER POLITIK

Überzeugendes Engagement von Roswitha Beck

In den 1990-er Jahren war die sozialpsychiatrische Orientierung der Psychiatrie in Rheinland-Pfalz bereits im Rahmen einer umfassenden Gesetzgebung des Landes und der großen organisatorischen Reform der Kliniken auch politisch implementiert. Es wurde der Verein zur Unterstützung Gemeindenaher Psychiatrie gegründet, auch auf Initiative von Roswitha Beck, der Ehefrau des Ministerpräsidenten Kurt Beck. In diesem Verein trafen sich Menschen, die politisch oder gesellschaftlich anerkannt waren, aber mit Psychiatrie zuvor nur teilweise etwas zu tun hatten. Das hatte Vor- und Nachteile. Ich selbst wurde in diesen Verein berufen als Vertreter der sozialpsychiatrischen Orientierung.

Die Zusammenarbeit mit allen Mitgliedern des Vereins gestaltete sich sehr produktiv und sozial-psychiatrisch sehr entgegenkommend. Frau Beck engagierte sich umfassend für diesen Verein, empfand den Einsatz für psychisch Kranke, insbesondere für chronisch psychisch Kranke als „ihre“ Aufgabe.

Neben dem Sammeln von Spenden, was auch sehr wichtig war, war für die Betroffenen von noch größerer Bedeutung, dass hier jemand, der allgemein anerkannt war, sich um sie kümmerte, sie ernst nahm, ihnen zuhörte und mit ihnen ihre Probleme erörterte und auch stellenweise etwas daran ändern konnte. Sie ist nach wie vor äußerst beliebt bei den Betroffenen. Der Verein wurde später in eine Stiftung umgewandelt und wird in dieser Form weiterarbeiten.

Zurück zu den Tageskliniken. Die Tageskliniken bewährten sich so, dass mittlerweile in jeder psychiatrischen Einrichtung innerhalb des Einzugsgebietes auch Tageskliniken existieren. Ursprünglich hatten die Krankenkassen gefordert, dass für die Einrichtung eines Tagesklinik-Platzes die vollstationären Plätze verringert werden sollten. Das wiederum verhinderte anfangs den Aufbau von Tageskliniken – bis die Krankenkassen verstanden, dass eine vollstationäre Bettenzahl nicht adäquat durch Tagesklinik-Plätze ersetzt werden kann, da die vollstationären doch etwas mehr an Inhalt bieten müssen. Deshalb musste man einen Schlüssel zur Berechnung des jeweiligen Platzes (vollstationär oder in einer Tagesklinik) finden. Danach boomte die Einrichtung von Tageskliniken.

Nachdem der klinische stationäre und tagesklinische Behandlungsbereich einigermaßen strukturiert war, wandten wir uns dem sogenannten Langzeit- oder Pflegebereich zu. Wie schon in Merzig fiel mir in Alzey auf, dass hier eine Fülle von Patienten lebte, die überhaupt nicht im Krankenhaus leben mussten. Für diese Patienten musste es eine Reihe von Alternativen geben.

Im Pflege- bzw. Langzeitbereich lebten Patienten, bei denen eine akute Behandlung mehrfach gescheitert war und bei denen die Krankenkasse eine Finanzierung ablehnten. Diese Patienten wurden dann in der Klinik mehr oder weniger verwahrt, da man sie nicht entlassen konnte – wohin auch immer.

Kliniken als „Verwahranstalten"

Die meisten deutschen Kliniken waren in der Nachkriegszeit sogenannte Verwahranstalten mit einem größeren Pflegebereich und einem relativ kleinen Akut-Behandlungsbereich. Wenn man diese „Verwahrpatienten" mit gesundem Menschenverstand betrachtete, musste man sich zwangsläufig fragen, warum so viele von ihnen überhaupt in der Klinik waren, da sie außer einer gewissen Versorgung keinerlei sinnvolle Unterbringungsbedingungen oder Behandlungen vorfanden (solche waren schlicht nicht vorhanden).

Sie wurden mehr oder weniger verwahrt, man nahm ihnen ihre Alltagspflege ab, sie mussten sich um nichts kümmern. Teilweise waren sie eingesetzt in den klinikeigenen Werkstätten als Hilfskräfte. Manche wurden schon deswegen nicht entlassen, weil sie eben notwendige Hilfskräfte waren.

Das alles war ein Zustand, den man bei genauerem Betrachten als nicht gerechtfertigt, wenn nicht sogar unethisch und unmoralisch sehen musste. Um es einmal etwas überspitzt auszudrücken, hat man mit dieser Verwahrung natürlich auch die Gesellschaft vor diesen auch manchmal scheinbar nicht in das soziale Gefüge passenden Menschen bewahrt.

Der nächste Baustein aus den Empfehlungen der Expertenkommission ist das sogenannte „Betreute Wohnen". Man kann sagen, dass das die Betreuungsform für chronisch Kranke ist, die bisher in den Langzeitbereichen Kliniken oder – und das ist nicht wesentlich besser – in Großheimen untergebracht sind.

Die Unterbringung in Großheimen war einer der ersten Fehler, der in der Gemeindepsychiatrie von den Kliniken gemacht wurde, indem man eben ganze Langzeitbereiche in Großheime verlegte und damit der Forderung der Verkleinerung der Kliniken, insbesondere der

Langzeitbereiche, entsprach, aber keinerlei Verbesserung der Situation für die chronisch Kranken daraus resultierte. Es war allenfalls ein etwas goldenerer Käfig, hatte eine bessere Ausstattung und eine bessere Umgebung, brachte aber keine Besserung des Lebensstandards und der Lebensform im Hinblick auf ein selbstbestimmtes Leben.

40 Wohnungen für 70 ehemalige Patienten

Es hat sich eindeutig gezeigt, dass die meisten chronisch psychisch Kranken – es geht dabei um die psychotisch Kranken, das muss immer wieder gesagt werden, wenn wir über psychisch Kranke in dem Bereich der Langzeit-, der chronisch kranken Patienten sprechen – in Wohnungen außerhalb von Institutionen leben können mit einer relativ lockeren sozialen wie auch medizinischen Betreuung.

Die Situation war eigentlich schon lange klar und es hatte sich mir und meinen Mitarbeitern oft die Frage gestellt, warum eine gewisse Anzahl von chronischen Patienten in der Klinik verblieb, wo sie eigentlich von ihrem Krankheitsbefinden her nicht hingehörten. Ich spreche von Patienten mit leichten psychotischen Phänomenen, vor allen Dingen aber mit Residualsyndrom, d.h. Störungen im Antrieb und in der Stimmungslage, aber nicht so, dass es deswegen eine unbedingte Krankenhausunterbringung nach sich ziehen müsste.

Alleine im Umfeld der Rheinhessen-Fachklinik hatten wir etwa 40 betreute Wohnungen aufgebaut für etwa 70 ehemalige Patienten, die ansonsten in der Klinik verblieben wären, jetzt aber in diesen Wohnungen lebten.

Die meisten chronisch kranken Patienten waren schon sehr lange in der Klinik. Vor allem in der Nachkriegszeit war es so, dass jemand, wenn er psychotisch krank wurde, in eine Klinik, meistens in eine Landesklinik kam, wo er dann entsprechend medikamentös von den

Symptomen befreit wurde und danach wieder nach Hause entlassen wurde. In der Regel setzte man damals die Medikamente wieder ab, die Situation war bald die selbe wie vorher. Die Folge: Die Patienten wurden nach kurzer Zeit wieder psychotisch. Wiederholte sich das zwei bis dreimal, hieß es, der Patient ist chronisch krank und muss in der Klinik bleiben. Die Krankenkassen stellten ihre Zahlungen ein, die Länder bzw. die Kommunen übernahmen die Kosten dieser Unterbringungen. Das war dann so etwas wie ein in Anführungszeichen „Dauerzustand".

Diese Patienten waren eigentlich subjektiv nicht unbedingt unglücklich. Sie wurden komplett versorgt von einem speziellen, auf sie eingestelltem Personal, das ihnen möglichst alles abnahm von der Essenszubereitung bis zur Körperhygiene. Die Patienten hatten keine geschlossenen Türen; sie gingen aber dennoch nicht vor die Tür. Einige dieser Patienten waren so fit, dass sie als Hilfskräfte in den klinikeigenen Wirtschaftsbetrieben eingesetzt werden konnten, etwa in der Schreinerei, in der Malerwerkstatt, in der Schlosserei oder anderen Werkstätten. Das führte so weit, dass man mich beschuldigte, das System der Klinik zu stören, indem ich alle Patienten, die bei guter Konstitution waren, in Wohnungen in der Stadt entließ und damit die Arbeit in der Klinik nicht mehr gemacht werden konnte.

„Das erschien mir im hohen Maße unmoralisch"

Das war das typische Beispiel dafür, dass man Patienten in einer Klinik behielt, nur um die Systematik der Klinik aufrecht zu erhalten. Das erschien mir im hohen Maße unmoralisch. Ich konnte diese Kritik überhaupt nicht nachvollziehen, trug meine moralischen Bedenken vor und letztendlich war die Klinik dazu gezwungen, mehr Arbeiten nach außen zu vergeben und eventuell auch hinzunehmen, dass sie sich verteuerten. Die Wogen glätteten sich später wieder, auch weil ganz andere Aufgabengebiete in die Klinik kamen.

Zum zweiten muss man sagen, dass es für die Betreuer dieser chronisch Kranken sehr schwierig war, einzusehen, dass jetzt eine andere Strategie eine Rolle spielte. Sie waren der Meinung, dass sie es waren, die optimal mit ihren Langzeitpatienten umgehen konnten, die ihnen ihr Leben erleichtern konnten, die alles für sie taten. Jetzt plötzlich war all das, was sie jahrelang taten, „falsch", weil es dazu führte, dass die Menschen in der Klinik blieben und eben nicht in Wohnungen in der Stadt ziehen konnten.

Man nahm mir das anfangs sehr übel. Ich musste einige Überzeugungsarbeit leisten und erklären, welche Vorteile das für die Patienten hatte und letztlich dann auch für die Betreuer.

Patienten wurden für eigene Wohnungen vorbereitet

Wir fingen damit an, dass wir in der Klinik eine sogenannte Enthospitalisationsstation einrichteten. Dort bereiten wir Patienten vor, die wir für geeignet hielten, damit sie wieder ihre eigene Verantwortung übernehmen konnten. Es fing an bei der Nahrungsfürsorge und bei der Hygiene. Es war leichter, Patienten ins Bad zu stecken und sie zu säubern, als ihnen zu erklären, dass sie das alles selber machen mussten. Insofern war das zu Beginn eine deutliche Mehrarbeit für die Betreuer.

Man musste zudem davon ausgehen, dass auch Patienten, die wir nach diesem Trainingsaufenthalt in die Wohnungen entließen, nicht unbedingt den hygienischen Anforderungen entsprachen, die wir an uns selbst haben. Das muss man als Betreuer in Kauf nehmen, was ich bei Besuchen öfter darlegte. Es konnte im Allgemeinen so angenommen werden.

Nach einer gewissen Zeit des Trainings versuchten wir, Wohnungen zu finden für die ehemaligen Patienten. Es gab unter ihnen welche, die bis zu 40 Jahre in der Klinik waren und dann von uns entlassen wurden. Die Dauer des Aufenthalts war also kein Kriterium. Das Problem war anfangs, dass wir merkten, dass Wohnungen, auch wenn sie nicht gerade im Bestzustand waren, von den Wohnungseigentümern nicht an ehemalige Patienten vermietet wurden. Es gab etwa Bedenken, ob man die Miete erhielt. Diese Bedenken konnten wir nur durch die Gründung eines Vereins zerstreuen, der als Vertragspartner auftrat und den Vermietern gewährleistete, dass sie ihre Miete bekamen. Dann wurden wir auch fündig.

Der „Verein für Integration und Teilhabe am Leben“, der zu Beginn gerade einmal eine Sozialarbeiterin mit halber Stelle angestellt hatte, wuchs in den nächsten Jahren in einem erstaunlichen Maße. War ursprünglich lediglich eine Anmietung für Patienten der Zweck der Gründung, kamen sukzessive immer mehr Aufgaben hinzu. Vordergründig war das zum Beispiel die Tagesstätte, auf die ich noch eingehen werde und auch berufsberatende Aufgaben. Der Verein hat zurzeit etwa 40 Mitarbeiter und einen Etat von zwei Millionen Euro im Jahr. Er wird von einem ehrenamtlichen Vorstand geführt.

Ich erinnere mich an eine Fernsehsendung im „Gesundheitsmagazin Praxis“, in der es um moderne Strukturen in der Klinik ging. Wir saßen in einer Wohnung in der Altstadt von Alzey, nicht gerade die schönste Wohnung. Wir saßen an einem Tisch und tranken Kaffee, während die Journalisten mit den ehemaligen Patienten sprachen. Dort wurde zum ersten Mal von den Patienten geäußert, wie froh und glücklich sie waren, jetzt in einer Wohnung zu leben und nicht mehr in der Klinik. Das war das Entscheidende, das sich einstellte als die ersten Patienten in die Wohnungen gezogen waren. Denn anfangs waren sie noch der Meinung, ich würde sie „rauswerfen“. Sie kamen zu mir und sagten „Sie sind neu hier. Warum werfen Sie uns jetzt raus?“

Patienten erkannten die neuen Freiheiten

Als die ersten Patienten merkten, welche neuen und nie gekannten Freiheiten sie in ihrer Wohnung hatten und wie sie jetzt leben konnten, entstand ein Sog in diese Wohnungen. Wir mussten schließlich keine Überzeugungsarbeit mehr leisten. Im Gegenteil: Jetzt wollten alle in Wohnungen in der Innenstadt.

Auch die Betreuer konnten wir überzeugen, die Betreuer, die mir am Beginn sagten „Ich wette mit Ihnen, dass die Patienten mit Ihrer Systematik spätestens in vier Wochen wieder in der Klinik sind“. Ich nahm die Wette (ohne Einsatz) an. Die Patienten kamen nicht mehr zurück und die Betreuer sahen nach und nach ein, dass diese für sie neue Methode wesentlich besser für die Patienten war.

Ich entsinne mich an ein schönes Beispiel einer Patientin, die in einer Zwei-Zimmer-Wohnung lebte, die vollkommen kahl war – kein Fernseher, kein Radio, keine Bilder an der Wand. Auf meine Frage, ob sie damit glücklich werden wolle, antwortete sie: „Ich habe meine Stimmen. Damit habe ich genug, da brauche ich kein Radio, keinen Fernseher.“ Und sie war glücklich in ihrer Wohnung. Das Beispiel zeigt, es setzte eine gewisse Toleranz in den Therapieanforderungen von uns Professionellen voraus, die wir Gott sei Dank entwickelten.

Die schönsten Tage in meinem beruflichen Leben

Anfangs besuchte ich alle Patienten, die wir verlegt hatten, einmal im Monat in ihren Wohnungen. Später wurde es zu viel. Es waren aber für mich mit die schönsten Tage in meinem beruflichen Leben, wenn ich sah, wie die ehemaligen Langzeitpatienten sich wohl fühlten in ihren Wohnungen und der dann veränderten Betreuung und sich in keinster Weise nach der Klinik zurücksehnten.

Es sei noch einmal betont: All diese modernen Strategien waren nur möglich mit Hilfe einer motivierten Mitarbeiterschaft, einer guten Verwaltung und mit Hilfe vor allem auch von einer neu orientierten Pflegedirektion und, auch das muss gesagt werden, mit Hilfe von modernen antipsychotischen Medikamenten.

Zusammenarbeit mit Pflege- und Heimdirektor

Der bis Ende 2022 zuständige Pflegedirektor, damit auch Heimdirektor, der für die psychotischen Langzeitpatienten zuständig war, Frank Müller, war jemand, der diese sozialpsychiatrische Philosophie vollständig übernahm. Mit ihm konnte ich hervorragend zusammenarbeiten. Alleine die Tatsache, dass, wenn mal jemand in seiner betreuten Wohnung dekompensierte, also von den Symptomen überrannt wurde, es nur einen Anruf brauchte, um in der Klinik wieder untergebracht zu werden, erleichterte alles und machte es letztlich überhaupt nur möglich.

Der Pflege- und Heimdirektor war derjenige, der in der Klinik mit mir in diesem Aufgabengebiet außerordentlich gut und erfolgreich zusammengearbeitet hat. Es gelang uns beiden, den in allen Kliniken mehr oder weniger bestehenden Graben zwischen Ärzten und Pflegefachkräften nahezu zuzuschütten. Das war ein großer Vorteil in der Umsetzung der gemeindenahen Psychiatrie.

6

6

ANNÄHERUNG ANS NORMALE LEBEN

Tagesstruktur musste geschaffen werden

Nachdem wir eine Reihe von Patienten in betreute Wohnungen in der Stadt verlegt hatten, zeigte sich ein weiteres Problem: Die Patienten, die nun in der Stadt wohnten, hatten zu einem gewissen Teil keine Tagesstruktur mehr. Die Patienten, die in den Werkstätten der Klinik eingesetzt waren, konnten noch eine zeitlang in ihre angestammten Werkstätten gehen. Die Patienten, die schon etwas älter waren, sollten so leben, wie jeder Normalbürger, der in Rente ist.

Wir sahen allerdings, dass ihnen jede Tagesstruktur fehlte, die in der Klinik sonst vorgegeben worden war. Und so kamen die sogenannten tagesstrukturierenden Maßnahmen zum Tragen, die dazu führten, dass den Patienten wieder eine erfüllende Tagesstruktur gegeben wurde, die sie zumindest einmal am Tag aus ihrer Wohnung kommen ließ. So weit es für sie möglich war, konnten sie am normalen Leben teilhaben. Das ging von Freizeitmaßnahmen, Theater, Ausflügen etc., bis zu leichteren Arbeiten und dem, was wir dann „Tagesstätte" nannten.

Diese Tagesstätte war für die Bewohner des Betreuten Wohnens das selbe wie für die Patienten der Klinik die Tagesklinik. Eine solche tagesstrukturierende Maßnahme beinhaltete kein durchgehendes Behandlungskonzept. Vielmehr konnte die Maßnahme Beschäftigungs- und arbeitstherapeutische Programme anbieten, die eine den Defiziten der Behinderten angemessene, lockere Tagesstrukturierung mit sich brachten.

Selbst wenn eine chronische Patientin nur aus ihrer Wohnung kam, um dort eine Tasse Kaffee zu trinken, so war das die für ihre Behinderung angemessene lockere Betreuung, die man immer mehr zurücknehmen konnte. Es sollte möglichst eine Annäherung ans normale Leben erreicht werden.

Entstehung der Tagesstätten

Es entstanden also die Tagesstätten. Laut den Empfehlungen der Expertenkommission sind Tagesstätten Einrichtungen, die bei wochentäglicher Öffnungszeit einer Gruppe von schwer psychisch Kranken und Behinderten längerfristige Beschäftigungs- und arbeitstherapeutische Programme, auch freizeitstrukturierende Programme anbieten.

Im Unterschied zur Tagesklinik gibt es hier keine Behandlung im eigentlichen Sinne, sondern eine den Defiziten der Behinderten angemessene, lockere Tagesstrukturierung. Faktisch gehören Tagesstätten zwingend zur teilstationären Versorgung der Sozialpsychiatrie. Sie wurden nach und nach in den verschiedenen Städten eingerichtet. Aktuell gibt es in ganz Rheinland-Pfalz in allen größeren Städten Tagesstätten, davon fünf alleine in Trägerschaft der Rheinhessen-Fachklinik.

Der Verein für Integration und Teilhabe am Leben (VITAL) übernahm den Betrieb einer Tagesstätte in Alzey – mit 24 Plätzen eher sehr groß. Es entstanden weitere Tagesstätten in Bad Kreuznach, in Bingen und in Oppenheim. Diese Tagesstätten wurden von großer

Bedeutung, da sie die Wiederaufnahme von Patienten in die Klinik durch die Tagesstruktur verhindern konnten.

Eine Arbeitsgruppe des Ministeriums befasste sich sehr lange mit der Definition der Tagesstätte für chronisch Kranke, weil es von großer Bedeutung war, vorher darzulegen, dass eine inhaltsmäßige Beschreibung dessen, was in der Tagesstätte zu leisten sei oder wie lange und wie oft ein Betroffener dort sein sollte, nicht sinnvoll war – dies auch im Hinblick darauf, dass manche Kostenträger dies forderten. Es schien mir außerordentlich wichtig zu sein, an dieser Arbeitsgruppe teilzunehmen, was mir schließlich gelang. So konnte ich meine Gedanken einfließen lassen.

Es wurden Empfehlungen des zuständigen Ministeriums in Rheinland-Pfalz entwickelt, die allen Kostenträgern zur Verfügung standen. Diese wiesen klar darauf hin, dass eine inhaltliche Beschreibung dessen, was von den chronisch Kranken in den Tagesstätten zu leisten sei, oder wie oft und wie lange sie dort seien, nicht erforderlich sei bzw. nicht gefordert werden könne.

Beschäftigung, die den Defiziten der Patienten entsprach

Entsprechend der Empfehlungen der Expertenkommission wurde im Landespsychiatriebeirat im Mainzer Ministerium eine parallele Empfehlung erarbeitet, die inhaltlich denen der Expertenkommission entsprach. Das Wichtigste daran war: Es gab keine Vorgabe an Zeiten und Arbeitsleistungen. Erwartet wurde eine Beschäftigung, die den Bedürfnissen der Patienten entsprach. Dies ist nach wie vor ein ewiger Disput zwischen Kostenträgern und Betreibern der Einrichtungen. Die Kostenträger erwarten eigentlich immer noch eine festgeschriebene Arbeitszeit, Anwesenheit und Leistungen, was aber

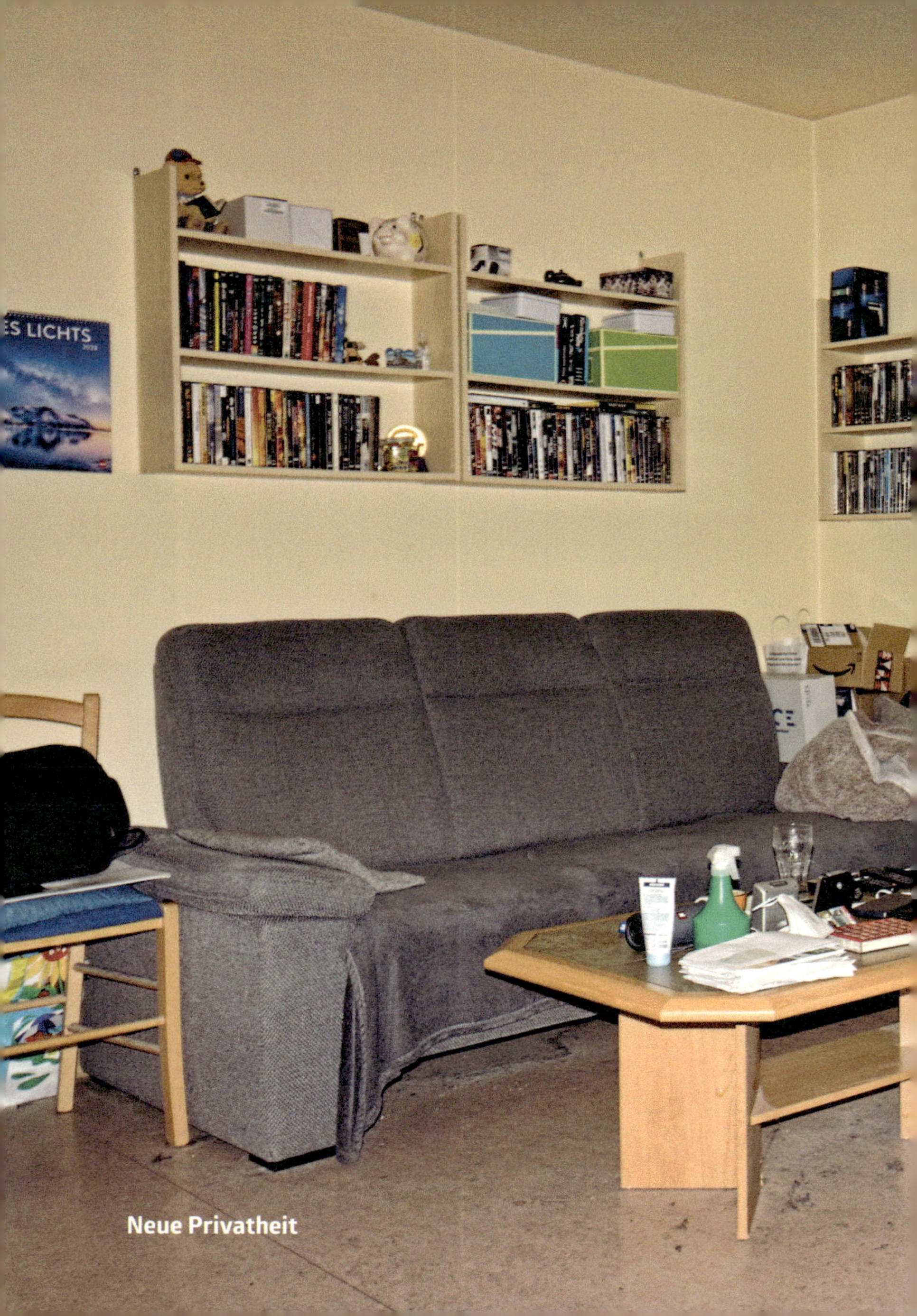

Neue Privatheit

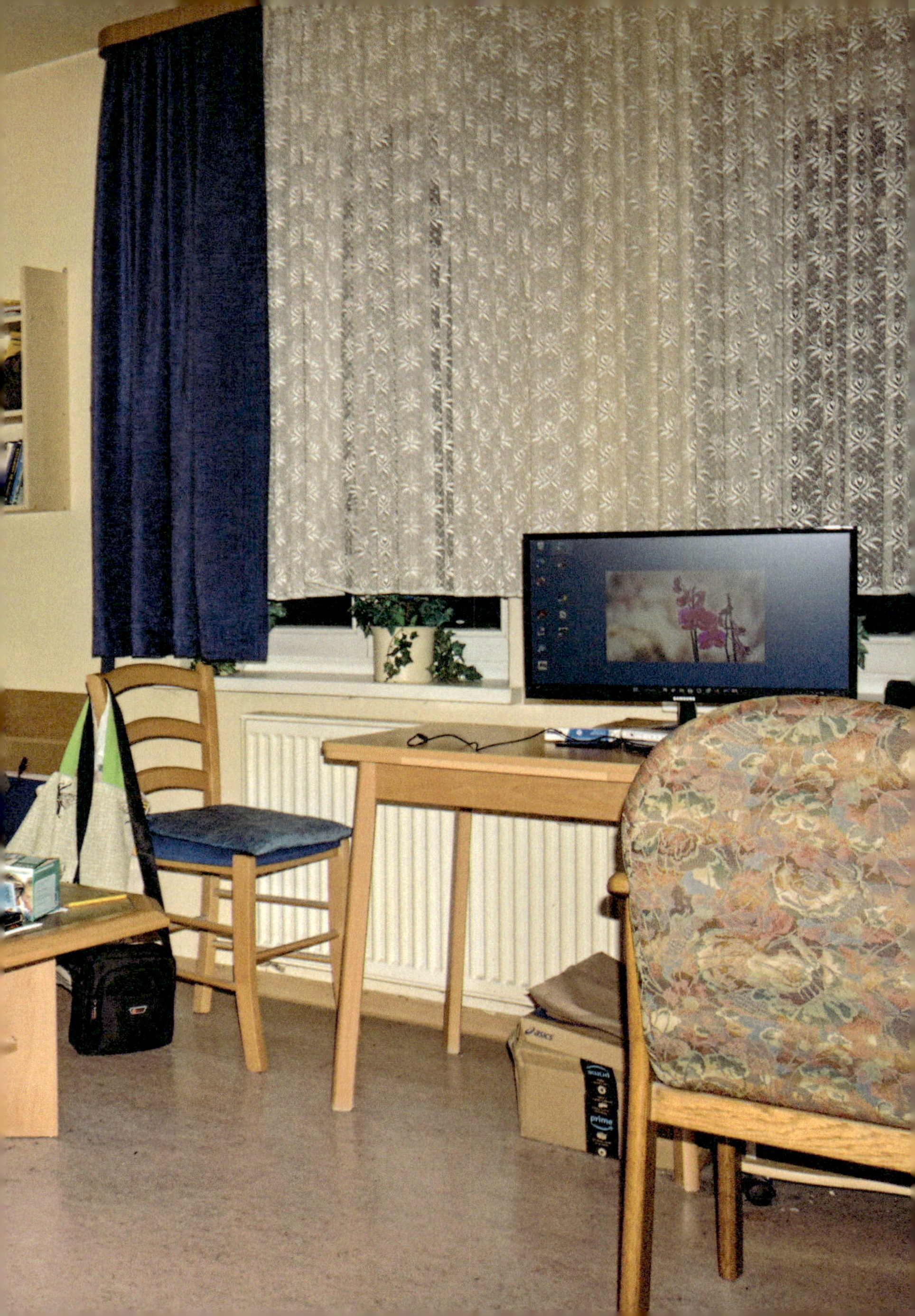

den tagesstrukturierenden Maßnahmen für chronisch psychisch kranke Menschen vollkommen widerspricht.

Über Spenden gelang es, für die Tagesstätte in Alzey einen Kleinbus zu kaufen, mit dem auch weiter entfernt lebende chronisch Kranke morgens abgeholt werden konnten. In regelmäßigen Abständen wurden so auch Ausflüge mit den Patienten möglich. Ehrenamtliche und Mini-Jobber unternahmen diese Fahrten.

Dem Bedarf entsprechend und auch dem Motto der Gemeindepsychiatrie folgend („ambulant vor stationär"), musste nun auch eine parallel dazu funktionierende ambulante Einrichtung geschaffen werden. Die Situation zu Beginn war so, dass einige wenige niedergelassene Nervenärzte die Akutversorgung ambulant übernahmen, wobei es bis heute erhebliche Defizite mit langen Wartezeiten gibt. Aber für die kontinuierliche Betreuung der chronisch Behinderten im Betreuten Wohnen war eine solche medizinische Betreuung dadurch nicht gewährleistet. Von der Expertenkommission wurden die sogenannten Psychiatrischen Institutsambulanzen, kurz „PIA", empfohlen.

Psychiatrische Institutsambulanzen

Psychiatrische Institutsambulanzen gehören auch zur sozialpsychiatrischen Versorgung. Es sind ambulante Einrichtungen, die hauptsächlich versorgend und aufsuchend Patienten behandeln – besonders die Patienten, die im Jargon „nicht wartezimmerfähig" sind aufgrund ihrer psychischen Störung.

Diese diskriminierende Aussage wurde anfangs von den Psychiatern auch so getroffen, ist mittlerweile aber obsolet. Die Institutsambulanzen übernehmen die medizinische Versorgung der betreuten Wohnungen, auch in den kleineren Heimeinrichtungen sind sie tätig. Im geringen Ausmaß arbeiten sie auch als kassenärztliche oder private Praxis, vor allem im Hinblick auf Depressionsbehandlungen, was nicht unbedingt zur Sozialpsychiatrie gehört.

Im Unterschied zu den niedergelassenen Ärzten gab es hier schon eine deutliche Unterscheidung. Bei den PIA-Patienten handelte es sich nämlich hauptsächlich um chronisch-psychotische Patienten. Vor allen Dingen war die Art der Betreuung gänzlich anders, bei den PIA-Patienten sollte sie aufsuchend, in ihren Wohnungen stattfinden. In der Regel werden die Patienten durch die medizinischen Betreuer in den Wohnungen besucht, behandelt und das Prozedere mit ihnen immer wieder besprochen.

Ohne eine solche aufsuchende Psychiatrische Institutsambulanz, wie sie in Alzey seit 1997 besteht, wäre eine gemeindenahe, wohnortnahe Betreuung psychisch Kranker nicht denkbar, besonders weil die ambulante Betreuung wegfiele und so die Kriterien der Wiederaufnahme in die stationäre Behandlung immer wieder gegeben wären.

Die Zustimmung der Kassenärztlichen Vereinigung als Selbstverwaltungsorgan der Ärzte war für die Institutsambulanzen nicht einfach zu erlangen. Ich kann mich an mehrere Sitzungen mit dem dafür vorgesehenen leitenden Arzt erinnern, wo nach vielen Verhandlungen immer unter dem Hinweis auf die Empfehlungen der Expertenkommission von 1988 letztendlich der Institutsambulanz und der aufsuchenden Institutsambulanz als entscheidendem Unterschiedskriterium zugestimmt wurde.

Eingliederung von Patienten in den Arbeitsmarkt

Vor allem bei jüngeren Patienten versucht man, die Defizite noch weiter anzugehen, damit Übernahmen in Arbeitsverhältnisse (auf dem ersten oder zweiten Arbeitsmarkt) möglich sind. Deswegen wurden berufsintegrative Maßnahmen geschaffen, sogenannte „Bimas“, wie wir sie auch in Alzey haben. Die Erfolge sind recht gut. Das Budget für Arbeit kann in Zukunft dafür auch genutzt werden.

Die Eingliederung in den Arbeitsmarkt als besonders Aufgabe der Sozialpsychiatrie begann mit dem Integrationsfachdienst (IFD) Rheinhessen-Nahe. Schon 1985 wurde er in der Region Rheinhessen modellhaft eingerichtet, damals noch Psychosozialer Dienst genannt. Seit 1991 sind die Integrationsfachdienste flächendeckend im ganzen Land vorhanden. Heute werden rund 500 Menschen jährlich vom IFD Rheinhessen-Nahe betreut. Beim Integrationsfachdienst stehen professionelle Berater rund für den Themenbereich Arbeitswelt und Gesundheit / Behinderung zur Verfügung. Sie haben die Aufgabe, die Beschäftigung von schwerbehinderten Menschen zu fördern und zu sichern.

An den Berufsbegleitenden Dienst wiederum können sich Menschen bei Schwierigkeiten im Arbeitsleben wenden, die entweder einen anerkannten Grad der Behinderung haben oder sich wegen einer psychischen Erkrankung in fachärztlicher Behandlung befinden. Im Einzelgespräch werden Fragen zur Wiedereingliederung an den Arbeitsplatz oder Probleme im Umgang mit den Folgen einer Behinderung besprochen. Die Integrationsfachkräfte begleiten bei Terminen mit dem Arbeitgeber und beraten über Fördermöglichkeiten zur Teilhabe am Arbeitsleben.

Im Landesprojekt Inklusionsberater erfolgt eine sehr wirksame Vorbereitung der Vermittlungsfähigkeit gesundheitlich eingeschränkter Menschen mit Blick auf die Integration in den Arbeitsmarkt. Arbeitgeber, Betriebs- und Personalräte sowie Schwerbehindertenvertretungen können das Knowhow des Fachdienstes in Anspruch nehmen. Die Beratung von Personalverantwortlichen in Bezug auf die Beschäftigung von Menschen mit Behinderung hat sowohl die Schaffung als auch den Erhalt von Arbeitsplätzen zum Ziel.

Seit 2022 wird das Angebot um die Einheitlichen Ansprechstellen für Arbeitgeber (EAA) ergänzt. Das Teilhabestärkungsgesetz hat den Integrationsämtern ab Anfang .2022 als neue Aufgabe der begleitenden Hilfe im Arbeitsleben die flächendeckende Einrichtung von Einheitlichen Ansprechstellen für Arbeitgeber gemäß § 185a SGB IX übertragen. Die Integrationsfachdienste führen diese Aufgabe aus.

Eine gute Entwicklung braucht eine gesicherte Zukunft

Zusammenfassend kann man sagen, dass die Umsetzung der Sozialpsychiatrie in Rheinland-Pfalz nahezu komplett gelungen ist. Den Empfehlungen der Expertenkommission folgend soll es in jedem Landkreis und in jeder Stadt einen Psychiatrie-Beirat geben, der die sozialpsychiatrischen Aktivitäten koordiniert, um Doppeleinrichtungen zu vermeiden und auch letztlich eine regionale Verteilung der Angebote zu garantieren, die jeder Behinderung gerecht werden soll.

Natürlich wird es noch weitere Verbesserungen geben müssen – besonders in der Struktur der Finanzierung – was allerdings bei der derzeitigen Entwicklung der deutschen Gesundheitspolitik eine große Schwierigkeit darstellt.

7

7

KRITISCHE GEDANKEN ZUM DEUTSCHEN GESUNDHEITSWESEN

Daseinsfürsorge ersetzt durch Rendite

Es gab Zeiten, da war das Heilen von Krankheiten bei Menschen etwas, das man Daseinsfürsorge nannte. Daseinsfürsorge – dieser Begriff ist eigentlich vollständig verschwunden, ersetzt durch Rendite. Alleine die Tatsache, durch Fürsorge Geld zu verdienen, anders: Krankenhäuser zu führen, sodass sie sich letztlich „rentieren", bzw. Renditen abwerfen, erscheint mir geradezu unwürdig. Dass das dann aber auch nach festgelegten Renditen geschehen soll, ist absurd.

Wo man hinschaut, gibt es Knappheit wie in einem Entwicklungsland, sei es bei den Arbeitsbedingungen des Pflegepersonals in den verschiedensten Bereichen, sei es durch fehlende Ärzte, sei es durch falsche Auflagen für die Niederlassung von Praxen, sei es durch absurde Auflagen für Universitäten zum Medizinstudium, was zu einer viel zu geringen Ausbildung von Ärzten führt. Die Zentrierung von Behandlungsmöglichkeiten, die zu einer angeblichen Verbesserung von Qualitätsstandards führen. In der Realität werden sie zu patientenfernen Gesundheitsfabriken.

Es ist eine allgemein bekannte Tatsache, dass ein Krankenhaus nicht so zu führen ist wie eine Autofabrik, die etwas herstellt. Das Krankenhaus ist ein ausgesprochen menschliches Prinzip im Hinblick auf Fürsorge und Behandlung von kranken Menschen.

Es geht nicht, dass man aus Gründen der Rendite die Herstellung von Grundsubstanzen für Medikamente in Billiglohnländer verlegt, wo oftmals Standards nicht erreicht werden. So werden zusätzlich Abhängigkeiten geschaffen, die dazu führen, dass Medikamente, auch gängige Medikamente fehlen. Gegen Ende 2022 war das in Deutschland ganz klar der Fall. Der Grund: reines Renditedenken. Im Grunde ist das nicht nur unwürdig, sondern fast schon rechtswidrig.

Ich habe kein Patentrezept, wie man das ändern könnte. Eines ist mir aber klar: Der freie Markt ist auf keinen Fall die Lösung. Der Markt regelt sich eben nicht von selbst. Das war eine der falschen Ansätze unserer Urväter. Dass in der heutigen Zeit die Patienten und in der jetzigen Zeit vor allem Kinder darunter leiden, ist eine Katastrophe und durch nichts zu rechtfertigen. Es ist Sache der Politik hier etwas zu verändern.

8

8

WIR BRAUCHEN NEUROLEPTIKA

Im Landespsychiatriebeirat war der Gebrauch von Neuroleptika (auch bekannt als Antipsychotika) ein Thema und wurde in die Diskussion gebracht. Das führte dazu, dass ich eine Regel entwickeln wollte, um eine Festlegung zu beschließen, denn wir brauchen Neuroleptika zur Behandlung. Die gesamte Sozialpsychiatrie wäre nicht möglich gewesen ohne Neuroleptika.

Diese Festlegung waren die unten aufgeführten fünf Punkte. Im Landespsychiatriebeirat hatten alle Beteiligten zugestimmt – sowohl die Betroffenen als auch die Professionellen. Damit hatte ich es wenigstens in der Diskussion vom Tisch.

Die folgenden fünf Punkte wurden für alle Kliniken in Rheinland-Pfalz angenommen:

1. Neuroleptika sind in der Behandlung von Psychosen unverzichtbar.
2. Der Einsatz von Neuroleptika muss unter den entsprechenden Kontrollvorgaben erfolgen (Memorandum DGSP (Deutsche Gesellschaft für Sozialpsychiatrie), S3-Leitlinien DGPPN (Deut-

sche Gesellschaft für Psychiatrie und Psychotherapie, Psychosomatik und Nervenheilkunde)).

3. Medikamente und Psychotherapie sind in der Psychosebehandlung additiv, nicht alternativ einzusetzen.
4. Die vereinfachte Aufteilung der Psychiater in biologische und Sozialpsychiater ist unrealistisch.
5. Es ist anzustreben, dass mehr Studien durchgeführt werden, unabhängig von Pharmafirmen.

Zur Erläuterung: Neuroleptika können Patienten mit psychischen Erkrankungen helfen, sich ihrer Krankheit bewusst zu werden und sich von ihr zu distanzieren. Dabei handelt es sich um Arzneistoffe, die psychotrope (psychische Prozesse beeinflussend), neurologische als auch andere Wirkungen und Nebenwirkungen hervorrufen. Die Wirkkomponenten können je nach Wirkstoff variieren. Neuroleptika sind u.a. indiziert bei manischen Psychosen, Schizophrenie oder psychomotorischen Erregungszuständen.

Nach einer Verfassungsbeschwerde erging 2011 ein Urteil des Bundesverfassungsgerichts, das der bis dahin gängigen Zwangsbehandlung mit Neuroleptika im Maßregelvollzug und geschlossenen Psychiatrien in Deutschland in weiten Teilen die rechtliche Grundlage entzog (Quelle: Bundesverfassungsgericht, 2 BvR 882/09).

Die Empfehlung des Landespsychiatriebeirats berücksichtigt diese Entscheidung.

9

9

WAS IST NORM, WAS IST AUSSERHALB DER NORM?

Ein Problem zieht sich schon seit Langem durch die Psychiatrie und vor allem auch die Psychotherapie: Der Patient passt nicht in unser Konzept, passt nicht in unsere Gruppe, ist nicht introspektionsfähig, sprengt die Gruppe, etc. Solche Bemerkungen sind immer noch Psychiatrie-Standard und es gibt Patienten, die so lange durch alle Raster durchfallen, bis sie sich im Konzept der Konzeptlosigkeit wiederfinden. Ein Beispiel hierfür ist auch der immer wiederkehrende Ruf nach geschlossenen Wohneinrichtungen. Das Menschenbild in der Psychiatrie ist eine Sache, es erscheint mir allerdings wesentlich wichtiger zu sein zu ergründen, wie die Psychiatrie bei den Menschen unserer Gesellschaft ankommt. Wir müssen uns, glaube ich, vielmehr Gedanken machen über das Bild der Psychiatrie bei den Menschen.

Ich habe in meinem beruflichen Leben zwei Leserbriefe verfasst. Anlass zu dem ersten war ein Bericht des Magazins „Report" von 1985, wo man mit versteckter Kamera in der damaligen Landesnervenklinik Andernach filmte. Setzt das nicht schon im Denken der Medien voraus, dass in den Kliniken etwas Unmenschliches, Entwürdigendes, Verbrecherisches passiert?

Der zweite ist eine Reaktion auf einen Leserbrief einer enttäuschten Angehörigen aus dem Alzeyer Wochenblatt vom Herbst 2011, den Pflegedirektor Herr Müller und ich gemeinsam verfasst haben, so wie wir einiges gemeinsam getan haben, u.a. auch Gräben zwischen Berufsgruppen zuzuschütten. Ich zitiere aus unserer Antwort: „Es gibt Menschen mit seelischen Störungen der verschiedensten Art, die auch auf die verschiedenste Art diagnostiziert und behandelt werden müssen. Von Depression bis hin zu Alzheimererkrankungen, von Persönlichkeitsstörungen bis hin zu Psychosen. Unsere Gesellschaft muss dankbar sein, dass es in diesem schwierigen Feld Menschen aus allen Berufsgruppen gibt, die ihr gesamtes berufliches Leben diesen Patienten widmen. Von unmenschlichem Pflegepersonal zu sprechen, ist geradezu zynisch, genauso wie das Behandeln von seelischen Störungen gleichzusetzen mit „Fesseln und Vollstopfen von Medikamenten". Man könnte darüber hinweggehen, wenn es nicht immer wieder die gleichen Vorurteile nähren könnte, aufgrund derer behandlungsbedürftige Patienten sich scheuen, eben zu ihrer Erkrankung zu stehen.

Zwischen diesen beiden Antworten liegen 30 Jahre höchst erfolgreicher Veränderungen in der Psychiatrie. Nur die, die es angeht, sehen es zum großen Teil nicht, und das ist, wie wir wissen, der schwerwiegendere Teil, es gibt immer noch wesentlich Verbesserungsbedürftiges.

Nach wie vor ist offensichtlich in unserer Gesellschaft und eben auch in den Medien die „Psychiatrie" das Sammelbecken für alles was anders als normal ist.

Der schuldunfähige Straftäter kommt in die Psychiatrie, genauso wie der lebensmüde Depressive, der von Wahnvorstellungen gequälte Kranke, wie der Altersdemente oder der, der seine fehlende Lebensqualität im Übermaß auch aus legalen Drogen bezieht. Wie achtlos geht man mit diesem Sammelbegriff um, ohne an die Konsequenzen zu denken.

Andererseits werden die Grenzen immer fließender. Was ist Norm, was ist außerhalb der Norm? Nach den epidemiologischen Schätzungen von Fachgesellschaften (durchaus ernst gemeint) macht jeder zweite deutsche Bundesbürger in seinem Leben eine psychiatrisch behandlungsbedürftige Krise durch; das heißt, die Krisen werden mehr oder die Grenzen verschieben sich. Beides ist aus den verschiedensten Gründen der Fall.

Die Weltgesundheitsorganisation hat den Begriff Gesundheit umschrieben mit frei von körperlichen und seelischen Leiden. Dieser Begriff alleine ist schon Illusion, weil, wie wir alle wissen, sowohl körperliches als auch seelisches Leid zum Leben gehört. Aber wie weit? Der Mensch an sich ist ein suboptimales Wesen, seine Ansprüche allerdings orientieren sich immer mehr zum Optimalen, wir müssen erkennen, dass dadurch eine Druck erzeugende Kluft entsteht, die sich nicht von selbst löst und sich vor allem durch die Psychiatrie global auch nicht lösen lässt.

Was wir tun können, tun wir. Vor allem im Bereich der Sozialpsychiatrie, der gemeindenahen Psychiatrie, der zunehmenden Inklusion psychisch Kranker in die Gesellschaft, hat sich, wie oben schon angemerkt, vieles grundlegend verändert. Die verwahrende Anstaltspsychiatrie der Nachkriegszeit gehört der Vergangenheit an, die Aufenthaltsdauer in den Kliniken liegt bei etwa 20 Tagen, es gibt nahezu flächendeckend Tageskliniken, Tagesstätten, Institutsambulanzen, Betreutes Wohnen, ambulante psychiatrische Pflege und Pflege zu Hause. Vieles ist aber weiterhin verbesserungsbedürftig bzw. noch nicht geklärt (siehe Behandlung von Demenzkranken) und ist, wie oben schon geschildert, Ausdruck grundsätzlicher Anforderung an unsere Gesellschaft.

Die Menschen müssen sich ihre Psychiatrie formen und eben nicht umgekehrt, und wenn das mit einem gesellschaftlichen Miteinander vereinbar ist, haben das die Psychiatrieprofis zu akzeptieren, genauso wie andererseits viele Leidende lernen müssen, Hilfe anzunehmen, auch wenn das z.B. mit der Einnahme von Medikamenten verbunden ist. Ich rechne hier mit einer zunehmenden Versachlichung des Trialogs zwischen Betroffenen, Angehörigen und Professionellen.

Allerdings können wir die Erwartungen, die u.a. durch unsere Aufklärungsarbeit, vor allem im Bereich Depressionen entstanden sind, durch die derzeitigen Angebote eindeutig noch nicht erfüllen, aber auch wenn nicht allen geholfen werden kann, jeder Mensch, dem durch Aufklärung unnötiges Leid erspart werden kann, ist eben diese Aufklärung wert.

(Ausschnitt aus der Rede von Dr. Guth bei seiner Verabschiedung aus der Klinikleitung)

10

10

DIE ARBEIT IN DER PSYCHIATRIE HAT SICH DEUTLICH VERÄNDERT

Interview mit Dr. Wolfgang Guth

Würden Sie heute den selben Berufsweg einschlagen wie zu Beginn Ihrer Karriere?

Definitiv ja! Ohne Einschränkungen.

Ist die Arbeit in der Psychiatrie heute noch mit der Arbeit vor 40 oder 50 Jahren vergleichbar?

Für die Arbeit der Psychiatrie heute gilt: Ambulant vor stationär und gemeindenahe Psychiatrie. Das war zu Beginn, vor 40, 50 Jahren noch nicht regelhaft der Fall. Insofern hat sich die Arbeit deutlich verändert. Die Patienten sind nach wie vor die gleichen.

Besonders medizinische Laien blenden leicht aus, dass es in der psychiatrischen Behandlung um menschliche Schicksale geht. Inwieweit spielt das eine Rolle bei der Behandlung?

Die psychiatrische Behandlung wie die Behandlung insgesamt geht immer von menschlichen Schicksalen aus. Man kann nicht eine Krankheit heilen, besonders im psychiatrischen Sinne, ohne auf die Gesamtsituation des Menschen und ohne auf seine Gesamtbefindlichkeit zu achten.

Der Begriff Inklusion ist erst vor wenigen Jahren nachhaltig in den Sprachgebrauch eingegangen. Das, was dahinter steckt, wurde zum Beispiel von Ihnen aber schon viel früher gelebt.

Kann man die Notwendigkeit dahinter erst richtig erkennen, wenn man die Lebenswirklichkeit psychisch kranker Menschen hautnah kennenlernt?

Der Begriff Inklusion bedeutet vor allem Eingliederung von psychisch Kranken in die Gesellschaft unter Normalbedingungen. Das weitestgehend zu erreichen, ist die Zielsetzung der Sozialpsychiatrie. Um es deutlich zu sagen: Es geht dabei nicht um irgendwelche Typen hinter Mauern, sondern um psychisch Kranke, deren Krankheit natürlich auch erheblichen Einfluss auf ihre Lebensumstände hat. Und deshalb ist es notwendig, innerhalb der Therapie nicht nur die Symptome, sondern auch das Umfeld mit in die Therapie einzubeziehen.

Waren Sie im Laufe Ihrer Karriere auch mal an einem Punkt angelangt, an dem Sie sich sagten, ich schmeiße alles hin, macht alleine weiter?

Ja, ich war schon mal an einem Punkt, an dem ich mir sagte, ich schmeiße alles hin, macht alleine weiter. Allerdings war das nicht so, weil mir die Patienten auf die Nerven gingen, sondern weil Kostenträger mit ihrem Zynismus mich so weit gebracht hatten.

Die Änderungen, die Sie im Laufe der Zeit durchsetzten, waren besonders von Entscheidungsträgern in der Politik abhängig. Wie betrachten Sie in der Rückschau Ihre Erfahrungen?

Die Durchsetzung der sozialpsychiatrischen Gedanken waren in der Tat abhängig von den politischen Entscheidungsträgern. Waren sie dafür, dann funktionierte das. Waren sie dagegen, funktionierte es nicht. Beispiele gibt es in der gesamten Bundesrepublik. Ich selbst muss sagen, dass ich nach dem Regierungswechsel von der CDU auf die SPD wesentlich mehr Erfolg hatte als vorher.

Sie schreiben im Buch, dass die Patienten zu Beginn Ihrer Tätigkeit in Alzey, die in Wohnungen außerhalb der Klinik ziehen sollten, Sorge hatten, sie würden vor die Tür gesetzt. Wie kann es so weit kommen, dass Menschen die Chancen auf ein selbstbestimmtes Leben nicht erkennen und lieber in der Klinik bleiben wollen? Hatte das auch mit der damaligen Art der Behandlung zu tun?

Als ich anfing, die Patienten vorzubereiten, dass sie in Wohnungen außerhalb der Klinik in die Stadt ziehen konnten, war es so, dass die Patienten, die nichts anderes kannten oder nichts anderes gewohnt waren, mich fragten, warum ich sie denn auf die Straße setzen würde. Es bedurfte längerer Erklärungen, ihnen das zu erläutern. Der Erfolg: Mit der Zeit wurde es zum Selbstverständnis und jeder, der in die Tagesstätte ging, wollte auch in entsprechende Wohnverhältnisse innerhalb der Stadt umziehen.

Sie verweisen in Ihren Erinnerungen auf die deutsche Geschichte, auf den Umgang mit psychisch Kranken während der NS-Diktatur und auf die Tatsache, dass sich zu wenig geändert hatte.

Wie konnte es sein, dass dies zu Beginn Ihrer ärztlichen Tätigkeit eine solch untergeordnete Rolle spielte?

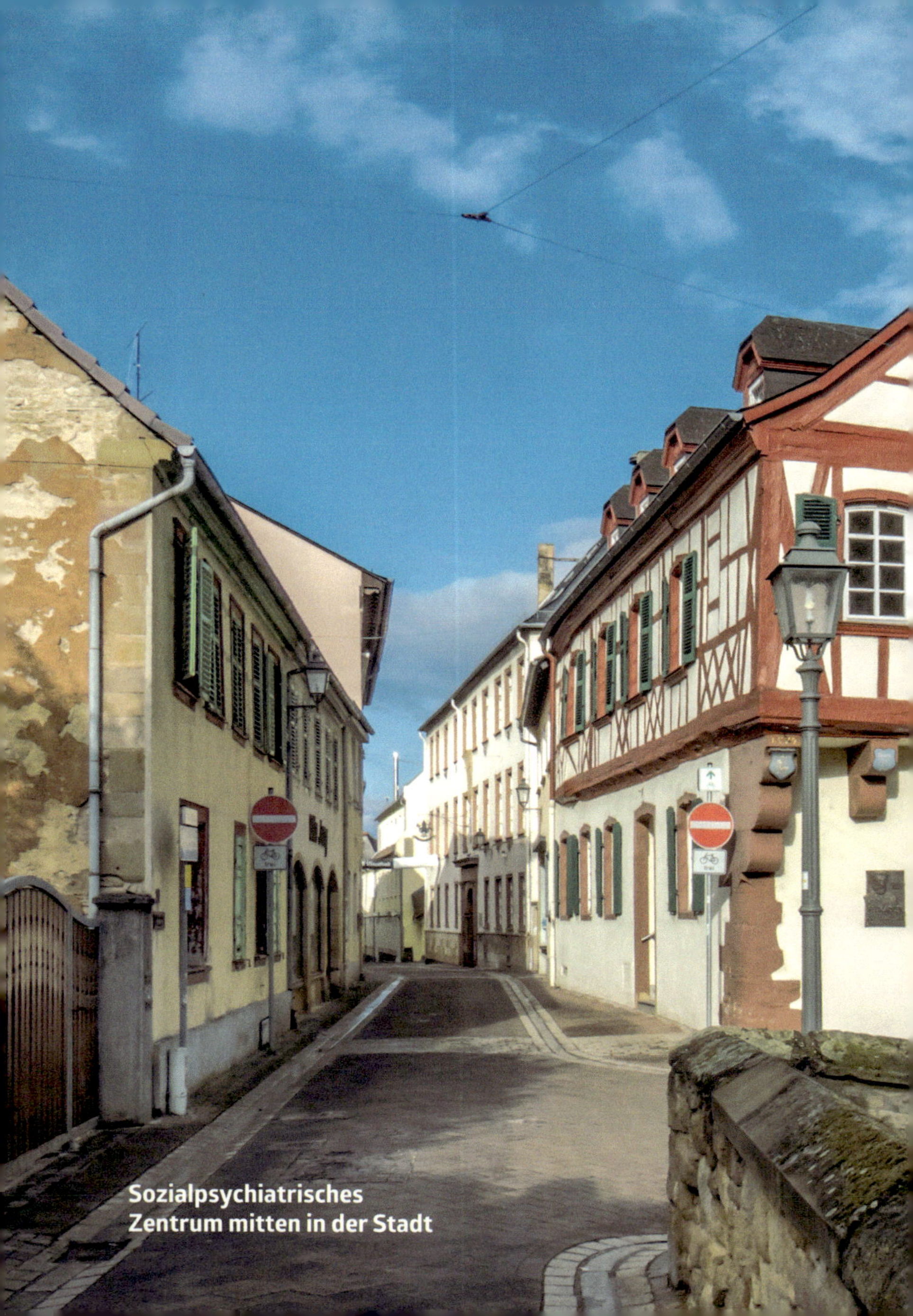

Sozialpsychiatrisches
Zentrum mitten in der Stadt

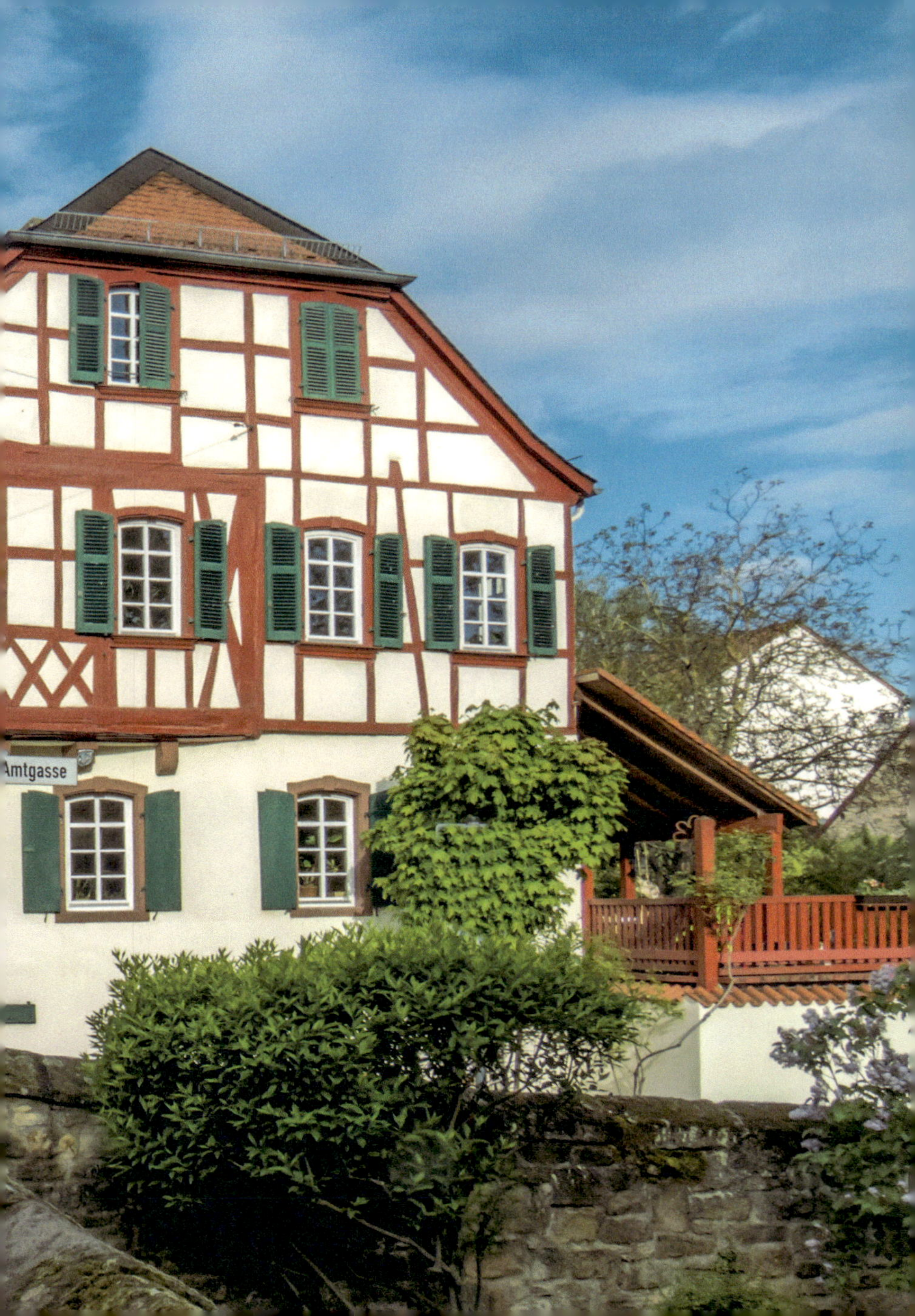
Amtgasse

Die Erinnerung an die deutsche Geschichte der Psychiatrie hat mich nie kaltgelassen. Es war aber so, dass zu Beginn meiner Tätigkeit, zu Beginn der Umsetzung der Sozialpsychiatrie es weitaus wichtiger war, ein angenehmeres, normgerechteres Jetzt zu erreichen. Die Befassung mit der deutschen Geschichte ist allerdings weiterhin dringend notwendig und spielt auch heute noch eine entscheidende Rolle. Man darf das nie vergessen, dass etwa 200.000 psychisch Kranke von den Nationalsozialisten umgebracht worden sind. Als Symbol dafür sind in allen deutschen psychiatrischen Krankenhäusern Denkmäler aufgestellt worden zur Erinnerung an die ermordeten psychisch Kranken.

Ist es heute noch nötig, in der Psychiatrie an die deutsche Geschichte zu erinnern oder spielt das keine Rolle mehr, da die moderne Behandlung psychisch Kranker fest etabliert ist?

Natürlich bin ich der Meinung, dass es dringend notwendig ist – und zwar unabhängig von der Psychiatrie – die deutsche Geschichte immer wieder in Erinnerung zu bringen, da die unter den Nationalsozialisten begangenen Grausamkeiten jegliche Vorstellung überschreiten und man das nie vergessen darf. Ich habe bereits erwähnt, dass ich Glück hatte, in einer Generation aufzuwachsen, die nie gezwungen war, in dieser Hinsicht fundamentale Entscheidungen zu treffen.

Auch heute noch wollen Menschen nicht den Eindruck erwecken, in einer Psychiatrie behandelt worden zu sein, etwa wenn sie auf dem selben Klinikgelände neurologisch behandelt wurden.

Was denken Sie, woran das liegt?

Die Psychiatrie ist nach wie vor mit dem Vorurteil behaftet, dass einem dort nur, „Geisteskranke, Verrückte und unheilbare Schicksale“ begegnen, mit denen man sich als „normaler“ Bürger nie identifizieren kann, so schlecht es einem selbst auch geht. Ein gutes Beispiel dafür ist die Depression: Depressionen sind heute Volkskrankheit und so gut zu behandeln wie kaum eine andere psychische Störung. Dennoch scheuen sich viele Menschen, sich in psychiatrische Behandlung wegen ihrer Depression zu begeben, aus der Angst heraus, danach mit einem Stempel versehen zu sein, was völliger Unsinn ist.

Es hat sich in dieser Richtung schon viel geändert, aber es ist auch noch weiterhin viel zu tun.

Sie sagten einmal in einem Gespräch, eine Gesellschaft müsse es aushalten können, wenn Psychiatriepatienten nicht in das normale Bild einer Gesellschaft passen.

Können Sie das etwas ausführen?

Eine Gesellschaft muss es aushalten können, wenn Psychiatriepatienten nicht ins normale gesellschaftliche Bild passen. Psychisches Kranksein gehört zu einer Gesellschaft, gehört zum Gesamtrepertoire einer Gesellschaft, wobei die Grenzen manchmal wirklich fließend sind. Jeder kann psychisch krank werden, jeder kann aber auch behandelt werden. Die psychischen Krankheiten im definitiven Sinne sind Krankheiten, die als solche klar herausgestellt werden können und auch dargestellt sind. Psychisch krank werden – und damit Verhaltensweisen zeigen, die nicht in die „normale“ Gesellschaft passen aus verschiedensten Gründen – ist eine menschliche Störung und kann jedem passieren. Die Sozialpsychiatrie versucht dann, vor allem die psychotisch Kranken möglichst nah an die Norm heranzuführen. Darüber hinaus gibt es aber ein gewisses Maß an psychischem Kranksein, das ohne Veränderung der Symptomatik einfach in der Andersartigkeit toleriert werden muss. Das muss eine Gesellschaft aushalten.

Was können Sie jungen Kolleginnen und Kollegen mit Ihren Erfahrungen mitgeben?

Junge Kolleginnen und Kollegen, die in Psychiatrie und Psychotherapie einsteigen wollen, sollten Menschen gerne haben, sich gerne mit Menschen befassen, auch mit den Schicksalen der Menschen. Sie müssen die Schicksale der Menschen ernst nehmen und in ihrer Auswirkung angemessen bewerten. Man kann als Psychiater Dinge nicht nur so bewerten, wie man sie aus der eigenen Welt kennt. Zum anderen ist eines ganz deutlich und muss immer wieder gesagt werden: Man sollte nie Psychiater werden, um sich selbst zu therapieren.

Psychisches Kranksein gehört zur Gesellschaft, die Grenzen sind offen. Jeder kann psychisch krank werden und damit Denk- und Verhaltensweisen zeigen, die nicht in die normale Gesellschaft passen und dies aus den verschiedensten Gründen. Die Sozialpsychiatrie versucht, die Kranken möglichst nah an die Norm heranzuführen, auch in ihrer Umgebung.

GLOSSAR

GLOSSAR

François VI. de La Rochefoucauld war ein zeitweise politisch aktiver französischer Adeliger und Militär, der jedoch vor allem als Literat in die Geschichte eingegangen ist. Mit seinen aphoristischen Texten gilt er als Vertreter der französischen Moralisten.

Den an den Anfang gestellten Ausspruch hat mir ein guter Freund aus der Provence in Frankreich mitgebracht, der diesen Spruch in einer Papiermühle, auf Bütten gepresst, fand. Als ich den Text las, war mir klar, dass das wirklich meine Lebensdevise sein sollte – und zwar nicht nur wegen der Definition der Depression als Krankheit, sondern auch wegen einer gewissen Lebensphilosophie, verbunden mit einer normalen Lebensfreude. Auch hierzu gehört eine gewisse Verrücktheit.

Endogene Depression – Depressionen sind mittlerweile Volkskrankheiten. Verbunden mit einer erheblichen Ausmaß an Traurigkeit, an Hilflosigkeit, an Lebensunfähigkeit, Verlust an Lebensqualität und Antriebsdefiziten, die bis dahin führen, dass Patienten das Bett nicht mehr verlassen. Depressionen waren lange damit behaftet, als Zeichen von Schwäche definiert zu werden, was in keinster Weise zutrifft. Letztendlich hat die moderne Wissenschaft nachgewiesen, dass es sich um Stoffwechselstörungen des Gehirns handelt, die gut behandelbar sind sofern sich die Patienten behandeln lassen. Leider ist es noch so, dass sehr viele depressive Menschen ihre Depression ertragen, weil sie völlig falsche Vorstellungen von der Behandlung haben. Auch das ist eine Aufgabe der Sozialpsychiatrie, hier Aufklärung zu schaffen.

Das Gegenteil der Depression ist die sogenannte Manie. Beides ist Ausdruck der selben Erkrankung. So wie das eine eine Fülle von Traurigkeit und Verlust an Lebensqualität darstellt, so ist das andere ein Plus an Lebensqualität, ein Plus an Selbstbewusstsein, aber ein totaler Verlust an Selbstkritik. Beides ist krankhaft und beides ist letztendlich nicht mit dem normalen Alltagsleben zu vereinbaren. Beides ist allerdings gut behandelbar.

Psychose – Eine Psychose ist eine qualitative Wahrnehmungsveränderung, bei der Betroffene die Realität verändert wahrnehmen oder verarbeiten. Das Krankheitsbild ist sehr vielfältig, Betroffene haben Halluzinationen oder Wahnvorstellungen und schwerwiegende Denkstörungen. Die Symptome werden häufig von starken Ängsten begleitet. Antriebsstörungen können zusätzlich auftreten. Die häufigste Form der primären Psychose ist die Schizophrenie. Bei sekundären Psychosen ist eine Ursache feststellbar, durch die das Gehirn beeinträchtigt wird, z.B. organische Erkrankungen oder Konsum von Psychostimulanzien / Drogen. Weltweit erkranken drei bis vier Prozent der Bevölkerung im Laufe des Lebens an einer Psychose.

Psychiatrie-Enquete – Zur Psychiatrie-Enquete habe ich schon einiges erwähnt. Es ist, um es zu wiederholen, die erste Stellungnahme einer Gruppe von Politikern und Wissenschaftlern zur Psychiatrie in Deutschland in den 1970er Jahren. Die Bewertung war für die Psychiatrie katastrophal. Die Enquete führte dazu, dass ein Umdenken erfolgte, aber auch dass in einzelnen Bundesländern Modellregionen geschaffen wurden, in denen die Enquete umgesetzt wurde. Dafür blieben andere Teile völlig unverändert, sodass dort auch eine Art Stillstand erfolgte. Erst mit den Veröffentlichungen der Expertenkommission von 1988 und den daraus folgenden politischen Veränderungen in Rheinland-Pfalz kam es zu einer Umsetzung dieses Umdenkens, die auch den Begriff Sozialpsychiatrie mit Inhalt füllte. Sozialpsychiatrie ist nichts anderes als eine Behandlung psychischer Störungen mit der Zielsetzung, ein auf Dauer möglichst auf Norm angelegtes Leben zu schaffen und nicht nur Symptome zu korrigieren.

Forensik/Maßregelvollzug – Die Forensik ist die Seite der Psychiatrie, die sich mit den psychisch kranken Rechtsbrechern befasst. Begeht ein Mensch eine Straftat und ist eindeutig aufgrund seiner Psyche nicht in der Lage, die Strafwürdigkeit einzusehen, ist er nicht strafmündig und kann nicht bestraft werden – kann aber auch nicht entlassen werden.

Offene Station/geschlossene Station – Das sind klinikinterne Begriffe, die die Unterbringungsverhältnisse schildern. Es gibt Patienten, die aufgrund ihrer psychischen Störung, ihrer Wahnvorstellungen eine gewissen Gefahr für die Umwelt darstellen, solange sie diese Wahnvorstellungen haben. Diese müssen dann geschützt vor sich selbst und geschützt gegenüber der Umwelt untergebracht werden. Das ist die sogenannte geschlossene Station. In der Realität ist die Schließung einer Station viel weniger notwendig als man das in der Bevölkerung glaubt.

Stroke Unit – Stroke Unit ist der Name für die Schlaganfalleinheit in der Neurologie einer Klinik. Hier kann man die direkte Behandlung von Schlaganfällen vornehmen.

Weiterbildungsermächtigung – Eine Weiterbildungsermächtigung gehört zur Ausbildung für Assistenzärzte dazu. Der entsprechende Chefarzt muss diese Weiterbildungsermächtigung haben, um ausbilden zu können und Fachärzte auszubilden. Eine Klinik mit einem Chefarzt, der eine komplette Weiterbildungsermächtigung hat, ist natürlich attraktiv. Der Mangel an Assistenzärzten liegt auch daran, dass diese Weiterbildungsermächtigungen sehr begrenzt vergeben werden.

Residualsyndrom – Die Kranken, um die es in der Sozialpsychiatrie geht, sind in der Regel chronisch psychotisch Kranke, d.h. Kranke, die eine akute Stoffwechselstörung im Hinblick auf eine sogenannte Psychose, früher Schizophrenie, durchgemacht haben und jetzt unter etwas leiden, das man in der Fachsprache Residualsyndrom nennt. Ein Residualsyndrom ist ein Symptom, das auch nach Ausheilen der akuten Erkrankung weiterbesteht und sich in einem Mangel an Antrieb, einer depressiven Grundhaltung und einer fehlenden Lebensfreude darstellt, wobei letztlich aber auch noch Restbestände an wahnhaften Gedanken vorhanden sind. Auch Vernachlässigung der körperlichen Hygiene u.ä. gehören dazu.

Mittelfristige Abteilung – Dabei handelt es sich um eine Versorgungsform von vorwiegend jüngeren schizophrenen Patienten mit einem Schwerpunkt Wiedereingliederung ins Arbeitsverhältnis – heute ersetzt durch Tagesklinik.

Langzeitbereich – Früher Pflegebereich genannt. In diesem Pflegebereich waren alle untergebracht, bei denen eine mehrmalige akute Behandlung nichts genutzt hatte und die unter ihrer andauenden psychischen Störung litten, sodass man sie nicht in die häusliche Umgebung entlassen konnte. Das waren die größten Abteilungen in den Großkliniken in der Nachkriegszeit. Die Absicht der Sozialpsychiatrie und ihr Erfolg war, diese Verwahreinrichtungen zu verkleinern und zu ersetzen durch andere Bereiche.

Komplementäreinrichtungen – Die Philosophie der Sozialpsychiatrie lag darin, chronisch Kranke so weit zu bringen, dass sie außerhalb einer klinischen Einrichtung in einer dem Normalleben angenäherten Form leben konnten und auch eine Tagesstruktur hatten, die dem entsprach. In den neuen Einrichtungen wurde dies auch so durchaus verwirklicht. Diese Einrichtungen nennt man auch Komplementäreinrichtungen. das sind Tagesklinik, Tagesstätte, ambulante Betreuung durch die Institutsambulanz, Berufsintegrative Maßnahmen und all diese Formen, die zu einer Regulierung der psychotischen Symptomatik im Sinne einer weitestgehenden Normalisierung führten. Die dazu gehörenden Patienten waren die, die nach mehrmaligen akuten psychiatrischen Episoden nicht so gesundeten, dass man sie in ihre häusliche Umgebung entlassen konnte, weil sie eine weitere Betreuung brauchten – weil sie in ihrem Antrieb geschwächt waren, weil sie keinen Einblick in ihre Situationen hatten, weil sie zu Depressionen neigten und ebenso eine Versorgung brauchten, die allerdings nicht vollstationär, sondern über die alternativ entwickelten Einrichtungen möglich waren.

Roswitha-Beck-Stiftung – Die Arbeit dieses Vereins zur Unterstützung Gemeindenaher Psychiatrie führte zu einem deutlichen Schub in der Sozialpsychiatrie in Rheinland-Pfalz. Die Probleme der chronisch psychisch Kranken wurden der Gesellschaft bekannt, die dann auch ihre Ansichten öffentlich vertraten. Die Kuratoriumsvorsitzende

Frau Beck entwickelte sich zum Symbol für die Patienten und ihre Betreuer und gab ihnen eine neue Orientierung. Zu erwähnen ist hier auch der frühere Staatssekretär im Gesundheitsministerium, Dr. Richard Auernheimer, der von Anfang an nach Gründung des Vereins bis heute die Geschäftsführung übernommen hat und jetzt auch Vorsitzender des Vorstands der Stiftung ist. Er förderte die gesamte sozialpsychiatrische Politik in einem deutlichen Maße und wurde auch eingesetzt als Dolmetscher zwischen geplanten sozialpsychiatrischen Einrichtungen und Bürgerinitiativen, wo er mit großem Erfolg vermittelnd tätig war.

ANSTALT DES ÖFFENTLICHEN RECHTS – EINE WICHTIGE UND GUTE ENTSCHEIDUNG FÜR DAS LANDESKRANKENHAUS

EINE WICHTIGE UND GUTE ENTSCHEIDUNG FÜR DAS LANDESKRANKENHAUS

Dass aus den ehemaligen Landesnervenkliniken in Alzey und Andernach, die den ganzen Norden das Landes zu versorgen hatten, Mitte der 1990er Jahre das Landeskrankenhaus als Anstalt des öffentlichen Rechts (AöR) wurde, bedeutete keine Privatisierung - und das war gut so. Als Anstalt des öffentlichen Rechts wurde das Unternehmen per Definition mit öffentlichen Aufgaben betraut, die ihm durch Gesetze und Landesverordnung zugewiesen wurden. Das bedeutet in diesem Fall auch, dass einzig die Versorgung kranker Menschen im Fokus steht und nicht eine Gewinnmaximierung.

Der bis heute größte Krankenhausträger im psychiatrisch-psychotherapeutischen und neurologischen Bereich in Rheinland-Pfalz kann dadurch in allen Einrichtungen, die bis auf den Bereich des Bezirks Pfalz über das Bundesland verteilt sind, eine qualitativ hochwertige und wirtschaftlich erfolgreiche Versorgung anbieten.

Das Landeskrankenhaus Anstalt des öffentlichen Rechts muss nicht wie beispielsweise eine Aktiengesellschaft Anteilseigner auszahlen. Das nämlich führt oft zu Einsparungen an anderer Stelle, die beispielsweise zu Lasten von Mitarbeiterinnen und Mitarbeitern oder der Patientenversorgung durchgeführt werden. Bilanzgewinne fließen hier stets ins Unternehmen zurück und werden dort zum Wohle der Patientinnen und Patienten und auch im Interesse der Mitarbeiterinnen und Mitarbeiter investiert. So wurde eine ausgewogene und gute Versorgung der anvertrauten Menschen im Sinne der Sozialpsychiatrie besser möglich und schließlich Wirklichkeit.

Existenzsorgen und Privatisierungstendenzen entgegengewirkt

Bevor das Landeskrankenhaus (LKH) als Anstalt des öffentlichen Rechts aus der damaligen Landesnervenklinik hervorging, erinnern sich Zeitzeugen, die zum Teil noch heute für das Unternehmen tätig sind, an "eine schwierige Zeit, die glücklicherweise in der Gründung des Landeskrankenhauses mündete": Das Direktorium hatte keine wirklichen Befugnisse, da alle wichtigen Entscheidungen vom seinerzeit zuständigen Landesamt für Jugend, Soziales und Versorgung, der damaligen Trägerverwaltung, getroffen wurden. Auch wenn den dafür vorgesehenen Rahmen der Entscheidungen die Vorgaben von Landtag und Landesregierung im Landeshaushalt und Richtlinien darstellten, es galt damals das Gebot sparsamer Ausgaben mehr als der Auftrag innovativer Gesundheitspolitik.

Einzelne Kliniken im Land etablierten sich daneben in der Folge der Reformdiskussion über Regionalisierung und einzurichtende ortsnahe Angebote, was zur Folge hatte, dass die Standorte der Landesnervenkliniken in Andernach und Alzey in der Gefahr waren, verkleinert zu werden und Plätze entsprechend einer zu erwartenden neuen Krankenhausplanung abgeben zu müssen. Existenzsorgen und Angst um den Verlust ortsnaher Arbeitsplätze standen im Raum. Dass in dieser Situation auch noch Privatisierungstendenzen bis Ende der 1980er Jahre intensiv betrieben wurden, war schließlich in der Region Grund für heftige politische Diskussionen.

Die 1991 neu aufgestellte Landesregierung von SPD und FDP wagte schließlich den mutigen Schritt zum Gesetz zur Gründung des Landeskrankenhauses als Anstalt des öffentlichen Rechts. Die Standorte Andernach, Alzey und Meisenheim waren die Gründungeinrichtungen des LKH. Bei der Erarbeitung eines Übergangstarifvertrages konnten die in der Gewerkschaft ÖTV (heute Verdi) organisierten Mitarbeitenden der Klinik erfolgreich mitverhandeln. Im Fokus standen dabei u.a. auch der Erhalt der betrieblichen Altersversorgung und der Status des öffentlichen Dienstes.

Lange Zeit der Verharrung war beendet

Dann ging es wirklich los und in der ersten Zeit musste offensichtlich viel improvisiert werden: Der erste Geschäftsführer hatte anfangs nicht einmal ein Büro und keine Sekretärin. Aber die Aufbruchstimmung, der Wille und das Know-how waren da. Die lange Zeit des Wartens auf Reform war beendet.

Dazu wurde erstmals ein Wirtschaftsplan erstellt, der eine Leistungs- und Erlösplanung beinhaltete, aus dem sich dann auch klar ableiten ließ, welche Mittel und wieviel Personal, eingesetzt werden können.

Die Geschäftsführung konnte immer konkrete Aussagen machen, hatte ein klares Bild von der Zukunft des LKH, ließ ein Leitbild erarbeiten, auf das man sich heute noch stützt. Solche Prozesse verliefen stets transparent und in der Umsetzung identisch zur Ankündigung. Schon in der Anfangszeit des Landeskrankenhauses wurden alle Meinungen angehört. Das „hat viel Vertrauen geschaffen“, der Personalrat konnte den Mitarbeitern raten: „Da können wir mitgehen.“

Nach AöR-Gründung Entwicklung zum modernen Dienstleistungsunternehmen

Das Landeskrankenhaus konnte sich nach der Gründung als Anstalt des öffentlichen Rechts (AöR) zu einem modernen Dienstleistungsunternehmen entwickeln, das mit politischer Unterstützung und wirtschaftlichem Erfolg die Umsetzung der Sozialpsychiatrie erst realisierbar machte.

Ohne ein Unternehmen, das die Bestrebungen mitträgt, kann ein solcher Umbruch nicht gestaltet werden. Auch nicht ohne Impulsgeber wie es der Alzeyer Chefarzt Dr. Wolfgang Guth war. Seine Überzeugung, dass mit der Gesundheitsversorgung kein Geld verdient werden darf, da eine gute Gesundheitsversorgung zur Daseinsfürsorge einer modernen und gerechten Gesellschaft gehöre, bekam in der Gründung der Anstalt des öffentlichen Rechts endlich die Chance der Umsetzung.

Mit der Arbeit in der Rheinhessen-Fachklinik Alzey als Einrichtung des Landeskrankenhauses kam er seinen Vorstellungen sehr nahe - dies ist einer der Gründe, warum seiner Arbeit als Ärztlicher Direktor dieser Klinik die große Bedeutung zukommt, die schließlich dieses Buch beschreibt.

Manche Reformen kommen nicht voran ohne die mutigen Impulsgeber und ohne die Akteure, die in Landtag, Landesregierung und Landeskrankenhaus bei der Umsetzung der im Sozialgesetzbuch vorgegeben Aufgaben gemeinsam und erfolgreich zusammenwirken.

SCHLUSSWORT
PROF. DR. WOLFGANG WERNER

SCHLUSSWORT
PROF. DR. WOLFGANG WERNER

„Wir müssen für eine humane Psychiatrie kämpfen"

Beim Lesen des Manuskripts zum vorliegenden Buch sagte ich immer wieder zu mir: „Ja, so war es. Und so wie er die früheren Zustände beschrieben hat, darf es nicht wieder werden."

Und damit das nicht eintritt, müssen wir wachsam sein. **Wir müssen für eine humane Psychiatrie kämpfen wie für die Demokratie.**

Wenn wir nicht wachsam sind und die ersten Zeichen der Gefährdung nicht erfassen, wenn wir nichts dagegen unternehmen, droht in neuer Form die Wiederkehr. Die jetzigen kostenorientierten Strukturänderungen in den Krankenhäusern, auch in den psychiatrischen, laufen mit ihren verschiedenen Formen der Zentralisierung mehr auf einen Rückschritt als auf eine Fortentwicklung hinaus. Zentralisierung ist prinzipiell mit Gemeindenähe nicht vereinbar. Das spült irgendwann die Schwachen und Behinderten in die stillen Gewässer der Uferzonen, wo das Vergessenwerden zum Alltag wird.

Prof. Dr. Wolfgang Werner

Mentor und Freund von Dr. Wolfgang Guth

Zu den Abbildungen

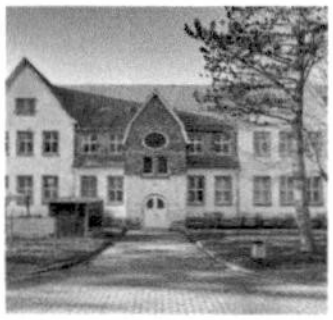

Seiten 34/35

Haus Rotenfels. Das Gebäude im Stil des Darmstädter Barocks ist jetzt das Haus der Institutsambulanzen in der Rheinhessen Fachklinik Alzey. Das Haus hat die ganze Entwicklung der Psychiatrie erlebt. Zwei Wachsäle waren ursprünglich in dem Haus. Nach Umbau wurde ein großer Schritt aus der Vergangenheit in die Gegenwart und Zukunft vollzogen.

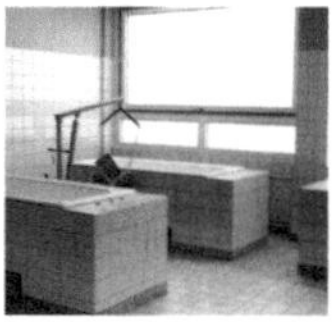

Seite 45

Die Dauerbadbehandlung war in Alzey vom ersten Klinikdirektor als Therapie eingeführt worden. Unruhige und wachebedürftige Patienten mussten mehrere Stunden im Wasser bleiben. Manchen Patienten wurde das Dauerbad sogar mehrere Tage oder auch Wochen verordnet. Darüber berichtet Eva Heller-Karneth im Buch über 100 Jahre Rheinhessen-Fachklinik.

(Foto Karl Zollitsch, Alzey/ aus dem Archiv der RFK)

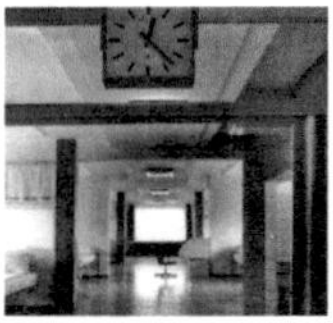

Seite 55

Schon weit nach 12 Uhr. Höchste Zeit für eine Änderung der großen Übersichtlichkeit, die damals für die so genannten Wachsäle gefordert war. Der Alzeyer Fotograf Karl Zollitsch notierte auf einem der Fotos die Zahl 62. Es könnte 1962 bedeuten.

(Foto Karl Zollitsch, Alzey)

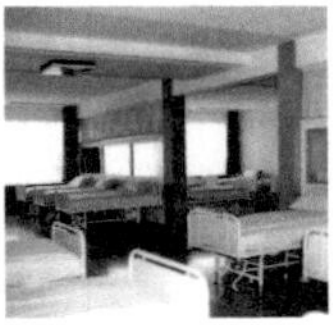

Seite 59

Ein Blick in einen Wachsaal. Die Chronik der Rheinhessen-Fachklinik zum 100 jährigen Jubiläum berichtet dazu, dass in den Wachsälen die Patienten unter der ständigen Aufsicht der Pflegekräfte Tag und Nacht im Bett zubringen mussten. Ziel der Bettbehandlung war die Beruhigung der Patienten.

(Foto Karl Zollitsch, Alzey)

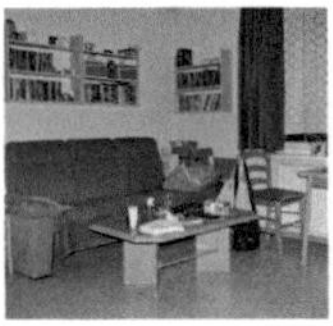

Seiten 82/83

Wohnen, wo und wie ich will. Ein Beispiel, das für die selbst gestalteten Wohnungen in der Stadt steht. Bewohner nutzen die Chance des selbstbestimmten Wohnens. Ohne die Veränderungen durch die Sozialpsychiatrie hätten sie im Langzeitbereich der Klinik bleiben müssen.

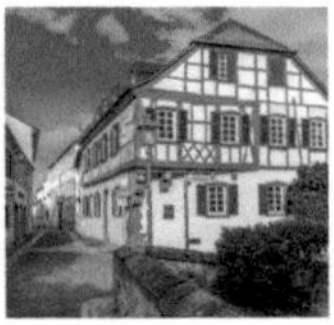

Seiten 108/109

Die Tagesstätte in Alzey. Ein schönes altes Stadthaus ist hier der Ort der Begegnung und der Angebote für das selbstbestimmte Leben. Tagesangebote und Beratung werden gern in Anspruch genommen. Ein Zentrum der sozialpsychiatrischen Versorgung mitten in der Stadt.